HEALTH BEGINS WITH THE HEART

HEART MANUAL OF HUASHAN HOSPITAL

健康从"心"开始

华山医院心脏手册

黄杰春　姜容容  著

上海科学技术文献出版社

Shanghai Scientific and Technological Literature Press

图书在版编目（CIP）数据

健康从"心"开始：华山医院心脏手册 / 黄杰春，姜容容著．
—上海：上海科学技术文献出版社，2023
ISBN 978-7-5439-8898-9

Ⅰ．①健… Ⅱ．①黄…②姜… Ⅲ．①心脏血管疾病—防
治—手册 Ⅳ.① R54-62

中国国家版本馆 CIP 数据核字 (2023) 第 137485 号

责任编辑：王　珺
封面设计：留白文化

健康从"心"开始：华山医院心脏手册
JIANKANG CONG XIN KAISHI: HUASHANYIYUAN XINZANG SHOUCE
黄杰春　姜容容　著
出版发行：上海科学技术文献出版社
地　　址：上海市长乐路 746 号
邮政编码：200040
经　　销：全国新华书店
印　　刷：商务印书馆上海印刷有限公司
开　　本：650mm×900mm　1/16
印　　张：11.5
字　　数：139 000
版　　次：2023 年 8 月第 1 版　2023 年 8 月第 1 次印刷
书　　号：ISBN 978-7-5439-8898-9
定　　价：68.00 元
http://www.sstlp.com

编委会

（按照姓氏笔画排列）

王宜青　孙笑天　汪昉睿　沈蕴芝

庞烈文　姜容容　黄杰春　储祥麟

前
preface
言

心脏疾病可能发生在任何年龄、任何性别的人身上，甚至发生在生活方式非常健康的人身上。一个人无论其社会经济地位、所处的地理环境如何，无论其文化教育背景如何，无论是男性还是女性，都可能会患有心脏疾病。也许您最近刚检查出来患有心脏病，或者刚发生心肌梗死，也许医生刚给您开了一种新的药物，或者刚做完心脏外科手术，因此您感到不知所措、害怕、困惑或者孤独。但心脏病不可怕，我们想让您知道，无论您的诊断是什么、无论您的疾病发展到哪个阶段、无论您是如何找到我们的，华山医院心脏手册都将会为您提供支持和指导。

华山医院心脏手册不仅可以让您了解心脏疾病，还可以帮助您拥有更积极的治疗态度。

事实上，数以万计的患有心脏病的人也可以生活得很好。现代医学能够挽救心脏病患者的生命，我们普通人更应该采取措施保持心脏健康。在华山医院，我们将控制心脏疾病视为一场马拉松，而不是短跑。过上健康的生活不是我们在数周、数月甚至数年内要完成的事情，这是我们一生努力的方向。与生活中的许多事情一样，有专业人士的支持、指导会让事情变得更容易。

当您必须学会与心脏疾病一起生活时，华山医院心脏手册将为您提供支持。当您重新以一颗被治愈的心开始新的生活时，我们希望与您同行。在华山医院心脏手册中，您会找到关于不同类型心脏疾病的治疗方案、治疗药物以及心脏病患者面临的问题的解决方法、改善心脏健康的技巧、病情随访中重要事项的指导。更重要的是，这份指导介绍了心脏术后的康复治疗、科学的营养和锻炼，以及如何降低危险因素重新恢复社交活动。您很快就会了解到，心脏健康不仅仅关乎心脏本身，还需要同时照顾您的心理和身体。

花点儿时间阅读适用于您的部分。华山医院心脏手册既是一份信息丰富的参考指导，也是一个工具，可以在心脏疾病长期的治疗中为您提供支持。

编者

目录
contents

心血管疾病的简介

患者的心脏健康之旅

我们需要通过各种方法来保持心脏健康，且将康复视为身心护理的完整循环。患者的心脏健康之旅包含如下方面：

· **意识**：终身实践，自我意识。

· **教育**：自我教育，知晓治疗措施，降低风险。

· **倡导**：遵循治疗计划，知晓权利，提出需求，说出顾虑。

· **社会支持**：提出问题，获得家人朋友的支持，参与心脏康复组织。

· **自我管理**：健康管理，适当活动，药物治疗。

· **情绪健康管理**：享受闲暇，建立积极向上的态度，获得支持。

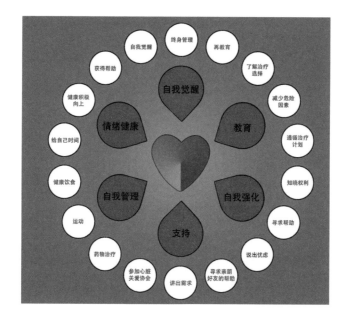

成为您心脏治疗的"主人"

一些心脏病患者常常会觉得自己对生活失去了控制。许多患者会抱怨："为什么这会发生在我身上？"发生过心脏病的人无法信任自己的身体，不知道自己可以安全地进行哪些活动，对于饮食和如何避免刺激会有疑问。这些感受都是非常正常的，但是可以通过自己的努力避免这些感受成为自己的新常态。我们鼓励支持心脏病患者通过努力来参与管理。医生鼓励患者提出问题，参与决策，做出最优的决定。医生希望患者弄明白他们可能需要改变他们的生活方式、饮食和锻炼习惯，并承担起管理自身健康的责任。这也许很困难，需要不断的练习，但只要坚持就可以成为一个有能力的患者。

下面七步能够让您成为一个有能力的患者。

第一步：了解自我。了解您的心脏状况是康复和改善心脏健康状况的第一步。向医生请教，大部分医生都会乐于不止一次地向您解释，直到您完全理解。可以通过多种方式，比如书籍、网络等，了解病情、诊断、各种药物和治疗方法的风险和益处。

第二步：成为医疗决策的一员。也许有很多患者觉得他们没有医学知识，不能成为医疗团队中的一员，只能接受家属和医生商量的决策。事实上，患者比医生、家属都更加了解自己。没有患者的参与，医疗措施可能会受到患者的抵制。当患者发现某些措施无效或者无法实践时，要大胆地说出来，反复与主治医生沟通调整做出最佳的治疗决策。

第三步：获取信息。在任何手术、操作前，请务必获取您需要的所有信息。这些信息包括：术者的手术量是多少，成功率是多少，生存率是多少，平均住院天数是多长，可能发生什么并发症以及医疗机构可能提供的医疗资源是否充分等。

第四步：发表意见。患者意见非常重要，您如果对某些事情感到不舒服，请大声说出来并寻求解决方案。在提出请求时要友善，但不要害怕向您的医疗团队说出您的担忧、建议、感受和想法。如果感觉到害怕，可以向医疗团队询问可以获得哪些支持。

第五步：做出明智的决定。共同决策意味着患者和医疗人员之间进行持续的沟通，通过这种沟通，患者和医护人员共同决定治疗方案。下面这些问题是共同决策时需要进行讨论的：患者有哪些治疗选择，风险和获益是什么，如果不选择这种治疗会怎么样，患者是否能够支付得起医疗费用，有哪些生活方式必须改变。只有您理解您正在做的决定，才能让治疗活动进行下去。

第六步：了解作为患者的权利。您作为团队的一员接受治疗时，您有权提出问题、提出意见，有权提出替代方案。

第七步：承担责任。患者应该对自己的治疗和康复负责任。患者可以

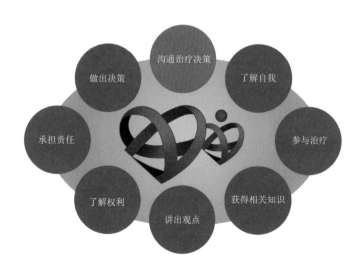

随时了解情况，了解最新的医疗进展，如果认为需要更改治疗计划，请与医疗团队沟通。

心脏病患者可能体会到的不适感

发生心脏疾病后或者接受心脏术后，您会发现生活改变了，甚至您会感觉到在这些事件前后的生活截然不同，这是非常正常的一件事。生活发生改变会让您无所适从、无法适应，您得学会接受，正视生活中的变化，而这些变化不一定意味着恶化。在心脏疾病发生或者心脏手术后的数周、数月甚至数年，您都可能体会到很多种不同的感受。有些人会觉得重获新生，有些人从死亡边缘活下来，满怀感恩之心。这些积极情绪值得称赞。但是一些患者会感觉到抑郁，这是非常普遍和正常的。

心脏疾病后的负性情绪

心脏事件不仅仅是躯体体验，同时也是情绪体验。心脏术后／心脏事件后许多心脏病患者会感觉到负性情绪。您可能会感受到悲伤、内疚、震惊和愤怒等情绪。

不要认为只有您体会到负性情绪，很多人和您一样会感觉到悲伤、失望和沮丧。下面是一些可能导致或者加重负性情绪的情况。

·**希望生活回到从前**：由于很难接受心脏手术后生活发生了改变，有些患者诉说自己比以前更爱哭了，并且对生活中的变化感到不安，希望生活回到从前。

·**不切实际的期待**：抑郁的一个常见原因是没有达到预期。您可能已经知晓恢复的时间表，但您在预期的时间范围内未获得恢复，您会感到失望、气馁和沮丧。

· **情绪亢奋和低落**：情绪上的亢奋和低落是您在恢复过程中经历的正常起伏。您可能会度过美好的几天，紧接着是连续几日的糟糕感受。一些患者起初好转较快，随后恢复缓慢或者趋于平缓。有时候感觉就像前进两步后退两步，甚至是前进两步后退三步。一些患者是这样描述体验的：在我们发生心脏事件之前，我们对生活中的起起落落觉得是理所当然的，但随着卧床时间的延长和行动的受限，即使身体状况良好，也会感觉到身体上的，也有可能是情绪上的低落。此外，抑郁症可能会反复发生。

· **活动受限**：作为一名心脏病患者，很多术前日常的事情您可能无法正常参与，饮食、活动、爱好、工作和社交活动的改变一开始会很难适应。这会导致悲伤和抑郁。这些受限通常只是暂时的，但有时它们会显著改变生活方式。无法立即重返工作岗位对患者生计影响很大，对收入的担忧更会导致恐惧和焦虑。一些患者描述他们常感到疲乏、缺乏精力，甚至孤独。当他们能够多出去走走，特别是参加他们喜欢的户外活动，能够感觉到好一些。

· **否认**：否认现状会让情况变得更加糟糕。一位患者说，他患病后一直假装心理状态和身体状态都很不错，但这样他背负了很多心身压力，终有一天面临情绪的崩溃。

· **疼痛**：发生心脏疾病后或者接受心脏手术后患者常会感觉到胸痛，这种状况甚至会持续很长一段时间。慢性的疼痛会导致抑郁，特别是这种疼痛会妨碍您想要做的活动时。

除了上述情况外，你可能还会体会到如下情绪：

· **内疚感**：有些患者在心脏事件发生后会感觉内疚，特别是他们得知有些人因为同样的事件去世。这种内疚感有时候可能会导致悲伤和抑郁。当朋友或者家人因为心脏病去世时，一些患者再次体验到那种罪恶感，并想知道为什么他们能够活下来，而其他人没有这种感觉，这是一种常见的、正常的反应。当感觉内疚时，最好的方法就是找到生命中的"美好"，哪怕是那些非常小的"美好"。

· 创伤后应激综合征：许多心脏病患者都经历过类似于心脏手术后的创伤，同样的，目睹亲人经历心脏事件或者医护人员的抢救过程通常都会觉得很痛苦。这就叫作"创伤后应激综合征"。这种痛苦包括不愿意再去创伤发生的地方，不愿意去碰到相关人员，难以集中注意力，且容易被激怒。这些症状可能在事件后数月或者数年后出现，通常持续至少1个月。有创伤后应激综合征的患者或家属可以寻求心理咨询医生的帮助，特别是严重干扰到生活时。

· 抑郁：生病后，偶尔感到悲伤是正常的，但有的患者会在很长一段时间内感到悲伤。如果这些情绪干扰到了您的日常生活，您可能就是患上了抑郁症。多达1/3的心脏病患者有抑郁情绪。女性，既往有抑郁症的人，以及没有社交网络或者情感支持的人，在心脏病发作后罹患抑郁症的风险更高。与抑郁症相关的症状有：（1）感到悲伤或者情绪低落；（2）对任何既往喜欢的东西或者活动失去兴趣；（3）胃口或者体重发生显著的变化；（4）睡眠很多或者很少；（5）易激惹，行动迟缓；（6）看不到清晰的未来和目标；（7）失去活力；（8）感到内疚或者一文不值；（9）难以集中注意力；（10）有死亡或者自杀的念头。抑郁症状可能会持续两周或者更长时间。（1）和（2）是抑郁症特别常见的症状。心脏病患者的抑郁症症状可能更加突出。如果怀疑有抑郁症，要赶紧去就医。医生可能会问一些问题，包括症状、生活中的改变、药物使用等，来确诊是否有抑郁症。

抑郁症的治疗包括药物治疗、谈话治疗、社会支持和生活习惯的改变。抗抑郁药可以减轻症状，但是某些抗抑郁药物可能与心脏药物有配伍禁忌，所以如实地告诉医生目前正在使用的心脏药物很重要。许多抗抑郁的药物起效非常迅速，且不良反应小，但在使用过程中需要经常去医院随访。谈话治疗，也即心理治疗，也是抗抑郁治疗方案中重要的组成部分。心理治疗和药物治疗的组合对于绝大部分抑郁症患者非常有效。心理治疗可以帮助患者理解现状，且在出现抑郁症状时提供解决的方法。社会支持可以帮助患者改善抑郁相关症状。生活方式的改变，比如健康饮食和运动在治疗抑郁症方面作用很大。健康的饮食不仅有助于心脏病的康复，而且可以治疗抑郁症。运动不一定需要是特别高强度的锻炼，简单的行走或者农艺活动都有助于治疗抑郁症。避免酒精成瘾和药物成瘾对于治疗抑郁症也很重要。目前有很多措施能治疗抑郁症，需要和医护人员共同寻找出最有效的最合适的治疗方案。

当碰到上述负性情绪时，如下措施可能对心态的改善有帮助。

·**接受**：接受您现在生活不同了，并且有了一个"新常态"，您可能会在情感上做得更好。每个人的康复状况都不一样，放弃对生活"应该怎样"的期望。

·**保持积极的态度**：许多心脏病患者反馈说保持积极的态度对他们帮助很大。保持积极的态度并不是否认您的感受，更不是逃避现实。很多患者会推荐做那些您能从事且能让您愉快的事情，而不是那些您不太擅长的事情。但这不是要求您一直保持积极的态度。一天能找到一件让您保持积极态度的事情，保持微笑利于提升情绪。当别人劝说心脏病患者保持积极态度时，有些患者很难做到，甚至感觉更差。每个人都有自己的情绪恢复时间表，不要过于苛刻要求患者保持积极的态度。

·**心怀感恩**：有时候哪怕有些小事情，比如仅仅在一个阳光灿烂的日子里，牵着一个你喜欢的宠物，听听鸟叫，闻着花香，或者生活中任何值得感恩的事物，都能助力您对抗负性情绪，缓解抑郁。感恩可以改变您看待事物的方式，许多心脏病患者说仅仅感受到感恩就帮助他们康复了。

·**讨论您的感受**：建议您与您的医生、护士或者其他熟悉您的情况的专业医疗人员谈论您的感受。这些专业人员很有经验，可以推荐有帮助的做法，帮助心脏病患者与疾病做斗争。如果抑郁情绪已经严重影响患者的正常生活，他们可能会开点儿抗抑郁药物或者推荐一些简单的方法。与专业人员讨论您的感受，得到他们的帮助，将对您的心理健康产生重大的影响。

·**走出家门**：有研究表明，无论是坐在户外，亦或是在外散步，都会对于情绪的恢复有着很大的帮助。

·**书写**：把经历、想法和感受写成日记或者仅仅是随意地把想法写下来就能有助于情绪的恢复。一些心脏病患者甚至写成了一些鼓舞人心的书籍。

·**寻求支持**：中国有个成语叫"同病相怜"，确实是，对其他心脏病患者说出之前难以对朋友和家人说的话，向真正理解的人分享经历和感受，会令心脏病患者畅快。支持小组，无论是在线社区，还是线下合作组织，都可以成为强大的支撑力量来源。

心血管疾病是什么？

心血管疾病是指影响患者心脏或者血管的任何一种疾病。心脏和血管这两个系统协同工作，将血液泵入身体。当心血管系统中的某一部分无法正常工作时，身体各部分就无法获得所需要的营养。心血管疾病是指任何可能影响心脏瓣膜、心肌和冠状动脉以及心包的疾病。心脏的这些组成部分保证着心脏能够正常工作。心脏有四个腔、四个瓣膜、输送血液进出心脏的血管和保持心脏节律运动的控制系统。血液通过上下腔静脉流入心脏，进入右心房，然后通过三尖瓣到达右心室。血液经过右心室搏出并通过肺动脉瓣达到肺部，在肺部完成氧气、二氧化碳交换后通过肺静脉回流至左心房。左心房的血液通过二尖瓣到达左心室。通过左心室收缩做功，血液经过主动脉瓣沿着主动脉泵送至全身。瓣膜保证血流按照正确的方向灌注，心脏肌肉相当于一个泵，冠脉则相当于心脏的油路，供应着心脏的血液。

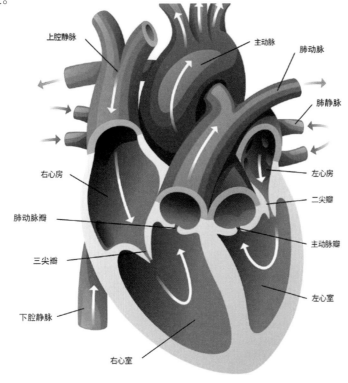

心脏的解剖结构示意图

■ 常见的心血管疾病

·**动脉粥样硬化**：当脂肪、胆固醇等物质在动脉壁内或者壁上堆积时，会导致动脉硬化和狭窄。动脉硬化是心脏病发作、中风和四肢血管疾病的常见原因。四肢动脉狭窄是动脉粥样硬化的常见形式。

·**心房颤动**：心房颤动表现为心房快速颤动以及不规则的心室跳动。房颤会导致脑血栓、卒中（中风）等并发症。据报道，中国大概有高达2000万人患有房颤。

·**心肌病**：心肌病是指心脏将血液输送到全身的能力变差，且无法维持正常的节律，这一疾病导致的结果就是心力衰竭或者心律失常。因为心肌病常常无法早期识别，且多发生在年轻人中，所以心肌病比较危险。常见的心肌病有扩张型、肥厚型、梗阻型和致心律失常性四种类型，大约500个人当中就有1个心肌病患者。

·**先天性心脏病**：先天性心脏病在孩子出生时就存在，会影响心脏的肌肉、心室或者瓣膜的发育。大约1/4的先天性心脏病患者需要治疗。

·**深静脉血栓形成**：深静脉血栓形成是指在小腿、大腿或者骨盆中形成血凝块，并可发生在任何人身上，导致严重的疾病、残疾，甚至死亡。深静脉血栓可以预防可以治疗。

·**心绞痛、心肌梗死**：心绞痛通常是由于心脏动脉阻塞引起的胸部疼痛或者放射至身体其他部位的疼痛。随着年龄的增长，动脉会形成斑块，斑块会影响血管的通畅程度。当心脏的供血动脉阻塞，就会引起心肌的血供减少，甚至无血供，就会引起心肌梗死发作。

·**心力衰竭**：是指心脏功能减退至无法泵出足够的血液来满足身体的需要，是一种慢性疾病。可以根据活动能力将心力衰竭分为四级。

·**高胆固醇**：血液中的高胆固醇会增加患有心脏病和卒中的风险，但高胆固醇血症本身没有任何症状，因此定期血液检查非常重要。生活方式和家族史是高胆固醇血症、2型糖尿病以及肥胖症的危险因素。脂肪含量高的饮食、缺乏运动和吸烟会增加胆固醇水平。家族性高胆固醇血症是一种遗传性疾病，其中坏胆固醇（低密度脂蛋白）从小就可以影响到心血管。

·**高血压**：是指动脉的压力升高。正常血压是120/80mmHg。测量血压的第一个数字是指收缩压，即心脏收缩时动脉压力；第二个数字是舒张压，是指心脏在两个收缩之间休息时动脉中的压力。高血压会增加心脏病发作或者中风的风险。

·**心律失常**：心脏跳动有一定的节律，节律紊乱影响着心脏肌肉泵血能力，称之为"心律失常"。心律失常包含心动过缓和心动过速等情况，有很多不同类型的心律失常。

·**瓣膜病**：人的心脏有4个腔室和4个瓣膜。4个瓣膜分别是二尖瓣、主动脉瓣、三尖瓣和肺动脉瓣，它们使血液单向流动。心脏瓣膜病是指心脏中的1个或者多个瓣膜无法正常打开或者关闭，导致血液瘀滞或者反流。心脏瓣膜病会导致心力衰竭。

诊断心脏病

　　有许多方法来诊断心脏病，这些检查方法有的比较快且无创，有些则有创伤。有些检查听上去令人紧张，在等待检查结果的时候令人焦虑。熟知这些检查能够让患者更好地应对这些结果。有的时候需要综合多种检查结果，才能更好地诊断心脏疾病。

　　· 血液检查：血液检查包括血脂、血糖、生化、心房脑钠肽、电解质和蛋白（肌钙蛋白）等指标，常和一些其他检查结合起来给心脏疾病的诊断提供线索。

　　血脂包含低密度脂蛋白、高密度脂蛋白和胆固醇等指标，如果低密度脂蛋白较高则预示着患冠心病的风险高。肌钙蛋白是心肌梗死时释放的特殊蛋白，能够反应心肌损伤，它结合心电图的改变能够诊断是否发生心肌损伤。胸痛时检测肌钙蛋白，有助于鉴别是否为心肌损伤引起的胸痛。血电解质，包含血钠、血钾和血钙等，这些电解质在维持心脏节律性运动方面起着很重要的作用。血电解质检查在判断心脏节律异常是否由于这些电解质异常引起时是必须的。此外，异常的甲状腺功能也会导致心脏节律的异常，心律失常时筛查甲状腺功能也有助于发现病因。脑钠肽（BNP）是心力衰竭的一个重要指标，当发生胸闷气急、下肢水肿时筛查 BNP 有助于判断是否存在体液潴留、是否发生心力衰竭。

　　· 胸片：胸片相当于给胸部的结构（包括心脏、肺部和肋骨）拍照片。胸片能够提示心脏的大小和外形，肺内液体多少或者提示其他肺部疾病。当发生胸闷气促或者胸痛时，胸片能够提供多方面的线索，复查胸片有助于明确治疗措施是否起效。胸片的辐射剂量非常低，甚至低于一次飞机飞行过程中对人的辐射。如果怀孕了，请务必告诉检查医生。

·**超声心动图**：超声心动图简称"心超"，是一种利用超声波为心脏拍摄动态照片的无辐射性的检测，与X线一样，可以显示心脏的大小和形状，但相比X线，它还可以显示瓣膜的工作状态、主动脉的粗细和心肌收缩力量大小。最常见的是经胸超声心动图（TTE），探头放置在胸部并可以移动多切面显示心脏的图像。当经胸超声心动图无法清晰地看到心脏的一些具体细节，特别是心脏的瓣膜时，可以使用经食管的超声心动图（TEE）。在麻醉医生的帮助下，从嘴里插入心超探头至食管中段，在食管中探查心脏的图像，因临近心脏且无肋骨和其他脏器阻挡，图像更清晰全面。胎儿超声是用探头在母亲的腹部移动检查胎儿的心脏。该检查在怀孕至少18周后进行，通常用来筛查先天性心脏缺陷。

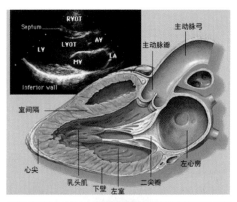

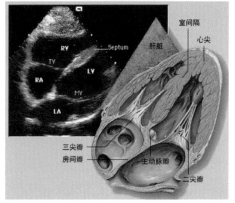

$$\frac{1}{2}$$

1. RVOT：右室流出道；LVOT：左室流出道；Septum：室间隔；LV：左心室；MV：二尖瓣；LA：左心房；inferior wall：下壁；AV：主动脉瓣
2. LV：左心室；RV：右心室；TV：三尖瓣；MV：二尖瓣；LA：左房；RA：右房；Septum：室间隔

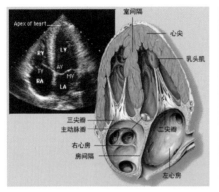
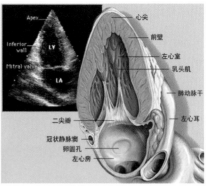

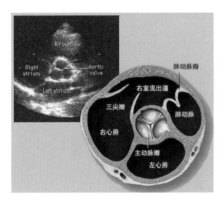
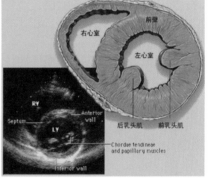

```
1 | 2
-----
3 | 4
```

1. Apex of heart：心尖；LV：左心室；RV：右心室；AV：主动脉瓣；TV：三尖瓣；MV：二尖瓣；LA：左房；RA：右房
2. Apex：心尖；LV：左心室；LA：左心房；Mitral valve：二尖瓣；Inferior wall：下壁；
3. RV outflow：右室流出道；Right atrium：右房；Left atrium：左房；Aortic valve：主动脉瓣
4. Anterior wall：前壁；LV：左心室；Septum：室间隔；Chordae tendineae and papillary muscles：腱索、乳头肌

· **心电图**：心电图用来检测心脏的电活动。心脏跳动时，心脏有电脉冲活动。心电图是通过在胸部、手臂和腿上的电极经过传感器来记录这些电信号。心电图能够显示心跳是否正常，可以用来诊断心律不齐或者其他节律问题。此外，心电图还可以给其他潜在的心脏问题提供线索，比如心肌梗死导致的 ST 段抬高。

· **负荷测试**：前面提到的心电图和超声心动图都是静息状态下的，但有时候患者在静息状态下各个检查结果都是正常的。负荷测试模拟是在运动状态下了解心脏的表现。这项测试是在跑步机或者健身车上进行的，有时，如果患者无法充分发挥自己的力量，可以通过药物代替运动来完成该测试。通常它来显示是否存在冠心病，也可以用来评估有无瓣膜疾病及严重程度，是否存在心力衰竭。在进行这项测试时，监测患者运动时的血压和心律，也有可能每隔一段时间停下来做一次简单的心超。通常患者会一直运动，直至需要停下来休息。这项检查可能会让您感到有点儿不舒服，但有助于全面了解您的心脏功能。

· **CT 扫描**：CT 检查是运用计算机结合 X 线的一种无创性检查，可以显示心脏的冠状动脉，也可以用来查看主动脉和（或）瓣膜。有些情况下 CT 扫描之前，会注射造影剂，将更清晰地获得血管和心脏的图像。CT 扫描有一定的辐射，且造影剂有一定的过敏概率。CT 增强造影检查前禁食 3 小时；做完后留观 30

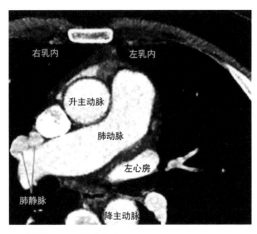

心脏增强 CT 断层扫描

分钟，无不适后方可离开。采用碘对比剂，一般不会发生药物反应，但有极少数患者，由于有特异体质、可能会发生：（1）过敏性休克，严重时导致患者死亡；（2）损害肾功能，严重时导致肾功能衰竭；（3）诱发心律失常，严重时可致心脏停搏；（4）皮肤过敏等其他不良反应。少数患者由于静脉血管壁薄弱，血管弹性降低，在注射过程中导致对比剂外渗进入组织，引起注射部位肿胀疼痛等不适症状。出现任何不适症状后，应及时告知医护人员护理，24小时内禁忌热敷。注射拔针后，请适当用力按压10分钟，以避免出血、药液回流引起肿胀。

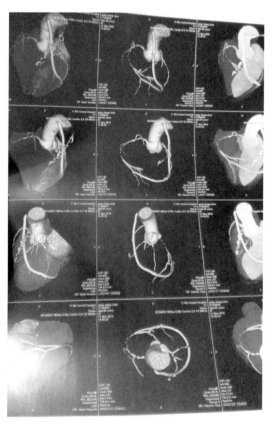

冠脉 CTA。此为冠脉搭桥后行的 CTA 检查

·**心导管术**：心脏导管术是通过桡动脉或者股动脉将一根细长的导管在 DSA 机器的导引下，放置入心脏附近。这项检查最常用于观察冠脉有无狭窄。除了检查冠脉外，心导管术还可以用来检查心脏内的压力、血氧饱和度以及评估心力衰竭。此外，还可以评估心脏瓣膜问题和先天性心脏病。

除了用来诊断外，心导管术还可以用来治疗，比如支架植入术或者血管成形术。此外，最近心导管术还可以用来对于心内异常结构进行手术，比如通过股动脉进行介入下主动脉瓣置换，纠正心脏结构缺损（房缺封堵、室缺封堵）；心脏射频消融矫治心脏节律异常等。

心导管术非常普遍且安全，但还是有点儿风险的，包括插管处的出血、血管损伤、造影剂过敏以及辐射。是否需要进行心导管术需要主管医生判断。

手术是在装有血管造影机的 DSA 室完成的，患者只需躺在手术台上并根据医生的医嘱调整呼吸就可以了。患者本身无痛苦感觉，手术时，医生会在患者的大腿根部或手腕处少量局部麻醉后作穿刺，并通过该处将各种导管插入直至心脏进行造影或治疗，手术时出血很少，患者不会感到导管在身体内的移动，术后 2～3 日即可出院。在做造影时患者有时会心跳加快，进行治疗（扩张血管或放支架）时可能会有类似心绞痛发作的胸痛感，这些是正常的，但一有这些感觉应立即向医生说明。

·**心脏 MRI**：心脏磁共振（MRI）能够检查出心脏病的类型和严重程度，此外还能够帮助解释其他影像学检查的结果。心脏磁共振是用造影剂注射入手臂中的静脉，用来凸显心脏和血管。在磁共振机器中拍摄心脏照片时，患者会听到响亮的嗡嗡声，且会被要求屏住呼吸几分钟。心脏磁共振几乎没有风险，偶尔会发生造影剂肝脏或者肾脏损伤。心脏磁共振可

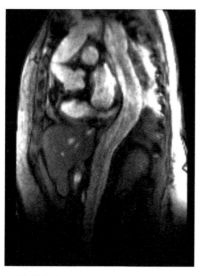

心脏磁共振

能会持续 1 小时左右，恐惧症、焦虑症的患者可能会难以坚持，这种情况下在全身麻醉下会有帮助。采用钆剂对比剂，一般不会发生药物反应。含钆对比剂过敏试验注入人体内都有发生过敏反应的可能性。造影剂过敏试验只具有参考价值。阳性结果并不预示一定发生过敏反应，也不能预示发生过敏反应的严重程度；阴性结果也会发生严重反应，包括致死反应的可能性。各种现代医疗措施尚难事先预防。少数患者由于静脉血管壁薄弱，血管弹性降低，在注射过程中导致对比剂外渗甚至击穿静脉壁，对比剂进入组织引起注射肢体肿胀疼痛等不适症状。出现注射肢体肿胀疼痛等症状后，应及时告知医护人员处理，24 小时内禁忌热敷。注射拔针后，应适当用力按压 10 分钟，以避免出血，药液回流引起肿胀。

·**动态心电图/血压监测**：动态心电图、血压监测通常是在身体表面放置一些监测设备，来检查心律、血压波动。患者通常会佩戴监视器几天，有时候甚至长达 1 个月。可能会要求患者记录下这段时间的症状，以利于医务工作者查看这段时间的节律变化。虽然患者可能受到外部导线的皮肤刺激，但检测的风险很小。检查前清洁皮肤，穿宽松的患者服。检查期间不能淋浴。避免弄湿、关闭记录器。携带机器的过程中勿拉扯电极线，如发现电极脱落应立即告诉医护人员，及时更换电极。

家属如何提供支持和帮助

　　家属的照料对于心脏病患者的恢复有重要的作用。家属可以帮助患者应对各种各样的健康问题，使患者充满希望，坚持积极治疗逐渐康复。但是，家属本身也需要支持和指导，在本章中，将介绍家属如何在患者的整个治疗康复过程中保持坚定、健康和积极的方式。

　　当患者被诊断心脏病甚至需要进行心脏手术时，家属可能会不知所措，不知道如何照看患者。家属需要应对患者住院期间的疲劳和压力，应对睡眠不足、压抑和家庭责任。这些都可能导致焦虑和抑郁，甚至会因为生活被打乱产生怨恨。家属可能会认为自己没有对患者的健康尽到责任而感到内疚。照顾患者是项艰苦的工作，家属必须在此过程中照顾好自己的同时照顾好患者。下面是给家属的一些建议。

　　·**寻求并接受帮助**：家属应就预算、杂务、儿童看护和其他任务的责任和角色的变化与家人、朋友进行坦诚沟通，并列出所需要做的事情，请家人、朋友帮忙以保证家属和患者的生活正常运转。

　　·**保持知情**：对许多照顾者来讲，心脏疾病是个陌生的领域。阅读本书能够帮助照顾者更加熟悉这个领域，并了解患者在治疗前后的期望。每个患者治疗后都会收到有关饮食、药物、活动和运动方面的康复信息。家属应筛选这些信息，陪同患者进行医学决策和干预，成为患者治疗康复过程中的伙伴。

　　·**保持冷静**：在心脏康复的过程中，患者不能达到预期效果时，家属会感到愤怒、沮丧和无价值感。这非常正常，但应尽量尝试理解康复过程，保持独立性，让患者制订自己的心脏健康之路。

· **避免倦怠**：当家属专注于患者，没有意识到自己的健康和幸福正在受到影响，承担的工作超过能力时，以及得不到需要的帮助时，身体和精神上都会感到倦怠。当筋疲力尽时，家属可能会出现健康问题，可能无法成为一名合格的护理人员。所以关注患者的健康问题的同时，家属需要关注自己的状态是否会发生如下迹象：感到不知所措，经常感到疲倦，睡眠不足或者过多，体重减轻，易怒，对于日常的活动失去兴趣，觉得悲伤，经常全身到处疼痛，酗酒。压力太大，尤其是长时间的高强度工作，会导致抑郁、焦虑，伤害健康。

· **照顾好自己的健康**：如果家属自己的身体也不健康，照顾起病人来就更难，因此，家属得照顾好自己。家属应确保健康饮食以获得所需营养，保持精力充沛。充足睡眠和锻炼，亲近大自然，对家属的身心健康都很有帮助。如果担心患上抑郁症，可以联系精神科医生。

· **休息**：休息一下是家属可以为自己或者患者做的最好的事情之一。离开患者可能很难，尤其是在手术时或者术后，但如果休息一下，就能够给自己"充充电"。当休息的时候，做一些能够帮助自己真正放松的事情，如读书、小睡等。

· **与他人联系**：作为家属可能会感到孤独，寻求家人或者朋友的帮助，有助于更好地发挥家属的作用，照顾好患者。

先天性心脏病

　　中国拥有全世界 15% 的儿童。2016 年，中国有 1790 万新生儿。自 2015 年普遍实行二孩政策后，由于高龄孕产妇比例较高，先天性心脏病（CHD）的发病率可能会增加。CHD 已成为中国新生儿最常见的出生缺陷，也是导致中国婴儿死亡的第一大原因。根据《2012 年出生缺陷报告》，自 2002 年以来，CHD 一直是中国第一大出生缺陷。中国 CHD 患者已达到 200 万，每年新诊断的 CHD 患者估计为 15 万 ~ 20 万之间。尽管 CHD 发病率如此之高，且 CHD 患者人口众多，但尚未建立国家级的数据登记。目前的 CHD 流行病学是区域性的，不准确，缺乏有力证据。根据现有数据，我们认为 CHD 的发病率在全国各地区各有不同。2011 年的数据显示，围产期诊断的 CHD 发病率为 6.8‰ ~ 14.39‰。一些区域监测数据显示，2002—2003 年酒泉市 CHD 患病率为 3.81‰，2007—2012 年北京市为 8.04‰，2006—2015 年广东省为 9.04‰。就疾病类型而言，室间隔缺损、房间隔缺损和动脉导管未闭占所有 CHD 的 75% ~ 80%。由于不同地区之间没有统一的诊断技术和指南，对流动人口没有规范的监测，以及缺乏收集大数据进行人口分析的知识，中国全国范围内的 CHD 流行病学研究仍然很困难。

　　随着诊疗水平的不断进步，先天性心脏病患者的预期寿命及生存率不断延长，目前已有超过 90% 的先天性心脏病患者能够存活到成年之后，并表现出了独特的病理生理特点，因而 1972 年美国学者提出了成人先天性心脏病的概念。随着这一患者群体的不断扩大，目前国内成人先天性心脏病的总例数已超过 200 万例，且正以 5% 的速度逐年增加，我国成人先天性心脏病患者的健康应得到进一步重视。

每110个新生儿中就有1个孩子患有先天性心脏病，大约有25%的先天性心脏病患儿需要接受治疗。大约85%的先天性心脏病患儿可以活到成年。大概有35种常见的先天性心脏病，每种都有自己独特的高危因素、治疗和手术方式。部分处理措施/手术是修复性的，部分是暂时性的处理方式，需要进一步的手术。

先天性心脏病是在患儿出生前就已经形成的，是慢性长期存在的状态，是患儿最常见的出生缺陷。成人先天性心脏病是指18岁后仍然存在的先天性心脏病，是一种独特的状况，需要心外科和心内科医生关注的特殊类型的疾病。

成人先天性心脏病与获得性心脏病（出生时没有心脏病）不同，不熟悉先天性心脏病的心脏科医疗专业人员可能无法完全理解两者的差异，给出的治疗建议不一定特别合适。先天性心脏病专家则会比较了解先天性心脏病及合并症，例如肝病、心律失常、肾病和高血压等。患有先天性心脏病的成人患并发症的概率是非先天性心脏病成人的2倍。专攻成人先天性心脏病的心脏病专家可以给成人先天性心脏病患者更专业的治疗建议。于2020年出版更新了成人先天性心脏病患者的管理指南，严格按照2020年ESC成人先天性心脏病管理指南的建议生活的患者死亡率更低，生存治疗更好。

成人先天性心脏病患者需要了解如下事宜，并采取一些措施改善生活质量。

·成人先天性心脏病患者患有获得性心脏病的风险较高，需要成人先天性心脏病专家会诊讨论特殊的运动和营养措施以减少风险。

·成人先天性心脏病患者心理和情绪健康是一个重要议题，心理健康

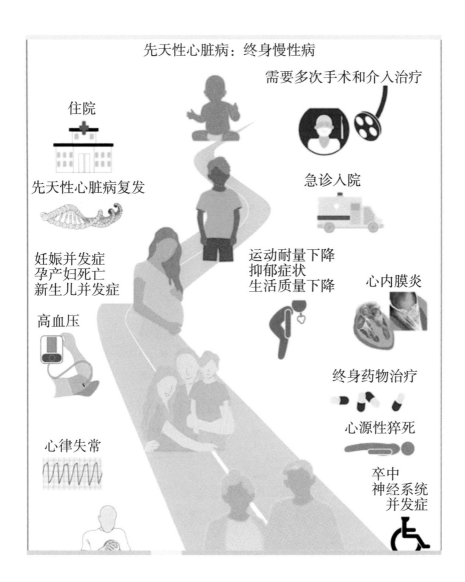

先天性心脏病：终身慢性病

需要多次手术和介入治疗

住院

急诊入院

先天性心脏病复发

妊娠并发症
孕产妇死亡
新生儿并发症

运动耐量下降
抑郁症状
生活质量下降

心内膜炎

高血压

终身药物治疗

心源性猝死

心律失常

卒中
神经系统
并发症

治疗有益于身体和情绪健康。

· 成人先天性心脏病患者可能会有神经认知问题，影响判断和处理信息。成人先天性心脏病患者比正常人群更多地存在认知功能障碍；成人先天性心脏病患者的平均智商显著低于正常人群对照组，处于正常范围的下限，且有着更高的认知障碍风险。神经心理学测试显示，成人先天性心脏病患者更为普遍地存在执行功能障碍、认知筛查得分较低、记忆力表现较差、精神运动或处理速度较慢、注意力较弱等情况。这可能与其脑结构受损有关。成人先天性心脏病患者的脑异常概率是正常人群的15.6倍，常见的大脑异常包括局灶性和多灶性获得性病变，如提示既往出血的钙化改变等，以及脑容量、皮质测量值和白质微结构的改变等。

·虽然成人先天性心脏病患者体力活动受限，但运动不仅对于心脏健康特别重要，而且有利于精神健康。成人先天性心脏病患者需要与医疗人员配合制定合适的运动计划。

·成人先天性心脏病患者易患感染性心内膜炎（心脏的一种感染性疾病，通常由细菌导致），感染性心内膜炎在成人先天性心脏病患者中的发病率是一般人群的20倍，而复发率为12%。感染性心内膜炎常见诱因包括持续性发绀、物品植入、残余缺损导致血流动力学发生改变等。血流动力学改变使得细菌更容易沉积，最常见的是在瓣膜上形成赘生物，导致瓣膜关闭不全或者狭窄，从而影响心脏功能，严重的会导致心功能衰竭。赘生物脱落形成栓子随血液进入到循环系统中，可能会造成相应器官的栓塞。与主管医生的沟通和交流能够减少发生感染性心内膜的风险。在一些常规的或者非常规的医疗处置中，特别是牙科操作时，需要与主管医生沟通交流以采取特殊的预防措施。

·患有先天性心脏病的成年人就青春期、节育和怀孕等问题需要咨询专攻先天性心脏病的专家，以便制定合适的计划。

·患有先天性心脏病的成人需要改变生活方式，例如减少饮酒、抽烟，减少药物使用，避免多个性伴侣，以减少并发症的风险，保持健康。

·心律失常是成人先天性心脏病人群中最常见的并发症，通常与死亡率增加有关。成人先天性心脏病患者易发生心律失常的原因主要包括既往先天性心脏病史、长期血流动力学改变和心脏手术史。一项针对法洛四联症患者的调查显示，多达 1/3 的患者在成年后出现症状性房性心律失常，10% 的患者出现严重的室性心律失常，约 5% 的法洛四联症患者需要植入起搏器。成人先天性心脏病影响心脏节律，有些患者可能需要植入心脏起搏器或者心脏除颤装置。有些成人先天性心脏病手术可以通过导管进行，包括栓塞侧支血管、瓣膜修复或者瓣膜置换。有些成人先天性心脏病患者需要手术，甚至随着年龄增长进行多次手术。

· 肺动脉高压是成人先天性心脏病最重要的并发症及影响预后的关键因素，指南中将其定义为平均肺动脉压力 ≥ 20mmHg、肺血管阻力 ≥ 3Wood 单位。与一般人群相比成人先天性心脏病患者有更高发生肺动脉高压的风险。目前，美国成人先天性心脏病患者中估计有 10% 患有肺动脉高压，而这类患者中，有近 50% 的人会发展成艾森曼格综合征，导致右向左分流、严重的紫绀，最终引起难以逆转的心力衰竭。

· 与同等年龄的对照组人群相比，成人先天性心脏病患者脑血管事件发生率显著增加，尤其是伴有紫绀的患者，其患病率比平均水平高出 10 ~ 100 倍。这一现象在年轻人群中尤为明显，Lanz J 等人的研究表明，与一般人群相比，55 岁以下成人先天性心脏病患者缺血性卒中发生率升高 9 ~ 12 倍，出血性卒中发生率升高 5 ~ 6 倍。

· 随着成人先天性心脏病患者年龄的增长，代谢性疾病如肥胖、高血压、高脂血症和糖尿病等会逐渐出现。据报道，成人先天性心脏病患者中高血压的患病率为 19% ~ 35%，其中有主动脉缩窄病史的患者患高血压的风险显著较高。广泛存在的运动耐受降低和耗氧量降低使成人先天性心脏病患者普遍运动量偏少，容易导致肥胖以及代谢综合征，增加心室功能障碍、心律失常和心力衰竭的风险。

·**先天性心脏病患者的治疗**：由于先天性心脏病有 35 种之多，因此没有一种手术治疗方式能够"包打天下"。成人先天性心脏病患者常常被开具药物以降低其他心脏病的风险。抗凝药是被开具给成人先天性心脏病患者的最常见的一种用来预防血栓和中风的药物。医生还会开具强心药物、降低肺高压的药物，减少静脉淤血。

随着医学技术的发展，部分成人先天性心脏病合并症已能取得一定的治疗效果。导管消融等介入技术及起搏器、心脏复律除颤器（ICD）等植入设备的发展使成人先天性心脏病患者心律失常的治疗取得了显著进展。心外科手术技术的提高以及早期诊断和干预也使得感染性心内膜炎的死亡率有了明显的降低。然而，对于肺动脉高压及严重心力衰竭，目前的治疗手段仍无法明显改善预后。更重要的是，大多数成人先天性心脏病患者仍有心脏结构和生理状态的变异，要维持终身血流动力学的稳定，必须要保持长期随访，进行活动耐力与心功能评估，解决其所面临的结婚生育、精神和社会心理障碍等问题。2020 年的 ESC 成人先天性心脏病指南中首次强调了成人先天性心脏病终身管理的理念，建议成立区域性成人先天性心脏病中心和管理网络，提出成人先天性心脏病中心团队的人员组成：包括小儿和成人心内外科专家、专业护士、心理学家和社会工作者。因此，中国成人先天性心脏病的治疗现状仍十分严峻，心外科医生应全面关注成人先天性心脏病患者的并发症发生，为其提供更加全面的医疗服务和心理关怀，造福广大成人先天性心脏病患者。

房　颤

心房颤动是临床上最常见的心律失常。它表现为弥漫性混乱模式的电活动取代正常的窦性心律。心脏正常窦性节律时，会按照规律的收缩活动使血液流过心脏，房颤是心跳混乱，意味着血液进入心室的效率降低，使患者面临多种严重疾病发作的风险，慢性持续性房颤持续终身，可能在心腔内形成血栓，从而导致中风或者心力衰竭。房颤与 5 倍的卒中风险相关，估计 15% 的卒中由房颤引起。它还与 2 倍的全因死亡风险相关，与共病条件无关。房颤可以用药物、导管、手术治疗。充分了解房颤，可以帮助患者对治疗方式有着充分的理解，减少并发症的风险。

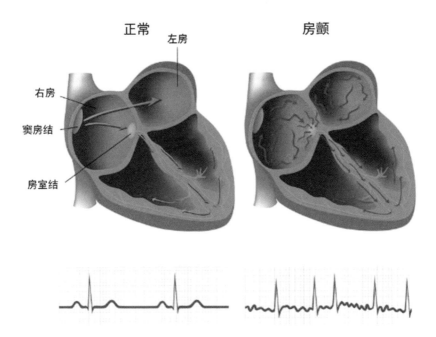

正常心电图和房颤心电图

心房颤动的原因是什么？

房颤的常见的原因包括：

·年龄。年龄是房颤最常见的原因。在 60 ~ 65 岁的人群中，房颤发生率不到 1%，而在 80 岁以上的人群中，房颤发生率为 8% ~ 10%。时间的流逝很难对抗，生理上的衰老却能够对抗。定期锻炼、不吸烟、控制体重、健康饮食等良好习惯可以使身体更健康，减少出现房颤、高血压的风险。

·高血压。高血压使得心脏负荷变重，通过定期锻炼和药物治疗可以使血压控制变得容易。

·其他心脏病。瓣膜病，特别是二尖瓣疾病和冠心病都可导致房颤。

·心脏手术。心脏手术是房颤常见的诱因之一。通常是暂时性的，持续不超过数月，且药物控制容易。

·肺部疾病。肺部疾病，比如老慢支和肺气肿，很容易导致房颤。

·兴奋剂。大剂量的兴奋剂，比如说咖啡或者用于哮喘的药物很容易刺激心脏发生房颤。

·饮酒。酒精可以导致心房肌电活动的紊乱，从而引起房颤的发生。如果喜欢饮酒，请务必限制喝酒的量，一些证据表明，晚上喝一杯红酒有益于健康。

·甲状腺功能亢进。甲状腺功能亢进会加速新陈代谢，从而导致心跳加快或者心律失常，治疗上应该注重于解决甲状腺的问题。

房颤的诊断

一些患者有突出的症状，包括心悸、呼吸短促、运动不耐受、胸痛和不适。胸痛和心悸在年轻患者中特别常见，而疲劳和气促在老年人中更常见。然而，许多人，尤其是老年人，有无症状的房颤。对于无房颤病史的患者，有时因心动过缓而放置起搏器时，发生无症状房颤。症状通常在疾病发作时最严重，发作最初通常是阵发性的，并且速度很快（在使用心律失常药物之前），随着时间的推移，尤其是当心律失常持续时，症状往往会减弱。当患者自觉心跳紊乱并持续几分钟时间时，可能就是房颤。此外，房颤的症状可以表现为头晕、意识模糊、虚弱、疲劳、出汗。症状主要由心室率升高引起，在较小程度上由心室率不规则和心排血量减少引起。在体检时发现心律不齐、心音强弱不等、周围脉搏在速率和振幅上都有不规则变化。

医生可以做如下检查确认诊断：

1.心电图。心电图用来记录心脏电活动，被认为是诊断的"金标准"。当患者为持续性房颤时，单次心电图检查足以诊断心房颤动。然而，对于阵发性房颤，心电图检查可能是正常的结果。

当怀疑房颤且初始心电图正常时，较长时间的监测会有帮助。对于有日常症状的患者，24 或 48 小时连续的动态心电图监测通常足以进行诊断。最新的便携监测仪可以提供 7～10 天的心电图数据。

对于症状不常见的患者，可能需要使用心电图环路记录仪进行较长时间的监测；然而，即使监测长达 1 个月的周期，也会遗漏非常不频繁发作的房颤患者。因此，对于一些非特异性症状和长时间间隔发作的患者，确诊可能需要数年时间。在隐源性卒中患者中，偶尔发作的房颤的识别就显得相对重要。

2. 病史和体检。病史和体格检查有助于确定症状的持续时间，并确定潜在原因。医生应寻求高血压、心力衰竭、心脏手术、提示狭窄性或反流性瓣膜病的杂音和其他结构性心脏病的病史和物理证据。此外，临床医生应寻找非心脏原因的体征和症状，包括肺部疾病、甲状腺功能亢进、使用肾上腺素能药物（如用于治疗肺部疾病的药物）或其他兴奋剂，以及使用乙醇（酒精）。其他危险因素包括糖尿病、肥胖和睡眠呼吸障碍。家族史可以确定一级亲属有心房颤动，这在未来可能有治疗意义。

3. 当患者被诊断为房颤时，临床医生应化验血清电解质和促甲状腺激素水平以确定可能的原因。还应进行血液肾功能和肝功能检查，以指导药物治疗的选择，并在开始抗凝前检查粪便有无潜血。超声心动图有助于揭示潜在的结构性心脏病，并可识别心动过速引起的心肌病，当房颤存在较长时间时可能发生其他类型的心动过速。当接受抗凝治疗少于 3 周的患者计划进行心脏复律时，也应排除心房血栓，对于其他症状的患者，可能需要进行肺栓塞、急性心肌梗死或急性心力衰竭的相关检查。

4. 需重点检查的潜在相关疾病。80% 的房颤患者有结构性心脏病，尤其是高血压，也常有冠状动脉疾病、心脏瓣膜疾病或心肌病。心房纤维化常发生在结构性心脏病中，被认为是心律失常的核心发病机制。通常使用的术语"非瓣膜性"心房颤动最初是指没有风湿性心脏病的心房颤动，但现在已被推广到没有其他形式的瓣膜疾病的心房颤动。

一些急性疾病与房颤有关，包括急性心肌梗死、肺栓塞和甲状腺疾病。大约 40% 的患者在心脏或胸部手术后发生房颤，但也可能发生在其他类型的大手术后或严重疾病期间。目前仍没有很好的办法筛查术后患者复发的可能性。肥胖和睡眠呼吸暂停也与发病率增加有关。心房颤动可以发生在没有易感因素的人身上，这些患者通常是 40 ~ 50 岁的男性，症状常发生在夜间、休息时、剧烈运动后或饮酒后。其机制尚不清楚，但可能与循环儿茶酚胺增加、心肌传导时间和不应期改变以及迷走张力增加有关。

房颤的分类

虽然房颤的分类是一个有争议的话题，但目前最被广泛接受的是将房颤分为阵发性、持续性、长期持续性或永久性。在阵发性心房颤动中，发作在不经干预的情况下在 7 天内终止（通常在 24 小时内）。持续性房颤持续时间超过 7 天或需要干预，如心脏复律，以恢复窦性心律。长期持续性房颤是指持续时间超过 12 个月的房颤。永久性房颤意味着心律失常是持续的，恢复窦性心律的干预措施要么失败，要么不再尝试。类别会随着时间的推移而改变，因此临床医生应该根据当前或最常见的模式对患者进行分类。

表一：ESC2016 房颤五大分类与新增临床分类

分 类	定 义
新发心房颤动	心房颤动首次发作
阵发性房颤	自发终止或经过干预后在发作 7 天内终止
持续性房颤	持续发作超过 7 天
长期持续性房颤	持续发作超过 12 个月
永久性房颤	长期存在，被医生和患者接受，双方不再尝试恢复和（或）维持窦性心律

房颤分类的目的是预测对治疗的反应。例如，持续性或者永久性房颤的患者可能对抗心律失常药物治疗或对非药物治疗没有反应。评估所有类别的患者是否需要抗凝治疗，与房颤发作的频率或持续时间无关。

房颤的治疗

治疗房颤有 3 个要点：减轻症状、预防血栓栓塞、预防心肌病。虽然房颤并不总是有症状，但当出现症状时，可能会致残。它们通常由心室率过快或心室搏动不规则引起。除了长期高血压、主动脉瓣狭窄或肥厚性梗阻性心肌病导致心室肥厚的患者外，大多数患者都能很好地耐受心房颤动导致的部分心功能丧失。中风是临床上可检测到的与房颤相关的动脉血栓栓塞最常见的形式。在非瓣膜性房颤患者中，包括卒中在内的动脉血栓栓塞的平均年风险为 5%；75 岁以上和有卒中史或短暂性脑缺血发作史的患者的风险尤其高。左心房血栓主要来自左心耳，被认为是房颤患者卒中的主要原因。治疗房颤的心动过速很重要，长时间心动过速可导致心肌病。

一旦被诊断出来房颤，医务人员将确定治疗的最佳方法，控制卒中的危险因素。

心律复律是一种用来恢复心脏正常节律的医学处置方法。药物复律：静脉 / 口服使用抗心律失常药物，以恢复心脏的正常节律，通常适用于非紧急情况。电复律：镇静下使用电极板使心脏复律。心脏复律后，需要使用药物预防未来房颤发作。如果心脏复律未能成功，则需要服用药物。对于出现心律失常少于 48 小时的新发房颤，应考虑立即进行心脏复律，最多见的是住院时心电监护的患者。大多数房颤患者不需要立即进行心脏复律，但心脏复律可以避免长期抗凝，并较适用于心力衰竭、严重心绞痛或急性心肌梗死、低血压或急性卒中高风险的患者。房颤和沃尔夫 - 帕金森 - 怀特（wpw）综合征患者可出现旁路介导的极快速房室传导，可能危及生命，需要紧急心脏复律。在大多数情况下，心脏复律应在医院进行，以充分监测心律和潜在的不良反应，如心动过缓和抗心律失常药物的促心律失常作用。

由于心室率控制更容易，并避免暴露于抗心律失常药物的潜在不良反应，因此大多数临床医生更喜欢控制心室率而不是心脏复律，但高质量的临床试验现在表明，与复律相比，心率控制通常不能改善死亡率、卒中、住院频率或生活质量。对于某些症状严重的患者和没有结构性心脏病的年轻患者，心律控制就显得更加重要。目前大多数的临床医生更倾向于对年轻患者有症状的房颤的首次发作进行复律，因为许多患者在复律后不使用抗心律失常药物治疗就能维持窦性心律。即使目标是心脏复律，临床医生应考虑药物治疗以控制所有房颤患者的心室率。心率控制标准因患者年龄而异，传统的目标是在休息时每分钟 60 ~ 80 次，在适度运动时每分钟 90 ~ 115 次。推荐的一线药物包括 β 受体阻滞剂和非二氢吡啶钙通道拮抗剂。

抗凝治疗。阵发性、持续性和永久性房颤患者抗凝适应症相同。当血栓栓塞的风险超过严重抗凝相关出血的风险时，需要抗凝治疗。由于风险和收益之间的微妙平衡，研究人员已经制定了指南来指示哪些患者需要抗凝。其中最常用的是 CHA_2DS_2-VASc 评分（心力衰竭，高血压，年龄 65 ~ 74 岁及 ≥ 75 岁 [翻倍]，糖尿病和卒中 [翻倍]，血管疾病 [包括心肌梗死、主动脉斑块、周围血管疾病]）。

表二：CHA$_2$DS$_2$-VASc 评分

危险因素	分值
充血性心力衰竭	
高血压	
年龄 ≥ 75 岁	
糖尿病	
卒中 / 短阵性脑缺血发作	
血管疾病	
年龄 65 ~ 74 岁	
性别女性	

目前的指南建议对所有有记录的房颤（有症状或无症状）和 2 种或 2 种以上 CHA$_2$DS$_2$-VASc 危险因素的患者进行抗凝治疗。当存在 1 个危险因素时，抗凝被认为是合理的，但不是强制性的。

表三：根据 CHA$_2$DS$_2$-VASc 评分预防血栓的指南

CHA$_2$DS$_2$-VASc 评分	治疗建议
0	无需抗凝
1	不需要抗凝治疗，但服用阿司匹林或抗凝药物（华法林、达比加群、利伐沙班或艾多沙班）也是合理的
2 及以上	抗凝治疗（华法林、达比加群、利伐沙班或艾多沙班）

华法林是心房颤动患者抗凝的传统药物，其剂量根据凝血功能化验结果调整，应调整至国际标准化比值（INR）1.5 ~ 2.0，大多数人工心脏瓣膜患者的剂量应调整到 INR 为 2.0 ~ 3.0，临床医生会根据瓣膜类型决定调整

的区间。阿司匹林 325 mg/d 在以下情况下可以用作华法林的替代品：对华法林或非维生素 k 依赖性口服抗凝剂如达比加群、利伐沙班等过敏；既往无卒中或短暂性脑缺血发作；年龄 65 岁或以下；没有高血压、糖尿病或心力衰竭。支持阿司匹林作为心房颤动血栓栓塞预防的数据非常薄弱，且需要全剂量（325 mg/d）治疗。阿司匹林加氯吡格雷比阿司匹林单独预防中风效果更佳，但这种组合不如华法林有效，并和华法林治疗有相同的出血风险。

对于持续时间不确定或持续时间超过 48 小时的房颤患者，复律治疗前应使用华法林抗凝，使 INR 至少连续 3～4 周达到 2.0～3.0。在心脏复律后，华法林应继续使用至少 4 周。当使用非维生素 k 依赖性口服抗凝剂代替华法林时，也要在抗凝前口服 3～4 周，因为不需要验血来评估抗凝效果，所以口服非维生素 K 依赖性抗凝剂时，要着重教育患者按时按量服药。

华法林的治疗窗口狭窄，其代谢受多种药物和饮食相互作用的影响，需要经常监测 INR 和调整剂量。这些限制导致医生和患者更多选择非维生素 K 依赖性口服抗凝剂。在非机械心脏瓣膜的房颤患者中，非维生素 K 依赖的抗凝剂都已被批准作为华法林的替代药物用于预防血栓。这些药物的优点是不需要反复验血来评估 INR，并且药物之间相互作用的可能性小，它们也不受饮食影响，作用迅速。非维生素 K 依赖性口服抗凝剂颅内出血的风险明显低于华法林，机制未明，但不能用于置换了机械瓣膜的患者。

当需要紧急或立即逆转华法林的抗凝血作用时，可以使用维生素 K、新鲜冰冻血浆和凝血酶原复合物。非维生素 K 依赖性口服抗凝剂的拮抗药目前临近上市。

房颤的非药物治疗

通常在药物治疗失败后考虑非药物治疗，包括导管消融或手术消融，以及封堵左心耳以预防中风。导管消融或微创手术消融（迷宫手术）通常是由于药物不耐受而不能达到心室率有效控制时使用。这种情况在老年患者或患有晚期心力衰竭或阻塞性肺病的患者中最为常见，消融术对控制过速非常有效，但有时需要植入起搏器，并可能导致进行性左心室功能障碍。起搏治疗对房颤影响不大，但有助于治疗阵发性房颤和症状性心动过缓，后者通常是药物治疗的不良反应。

消融可有效预防症状性房颤复发。效果比较好的患者为阵发性疾病，年轻且健康，无结构性心脏疾病。对于持续性房颤患者，消融治疗也显示出有效性。最近的指南推荐消融治疗用于有症状的阵发性或持续性心房颤动患者，且曾接受抗心律失常药物治疗效果较差。70% 的患者经过消融治疗症状有明显改善，但患者可能需要二次手术才能达到理想治疗效果。主要并发症发生在不到 1% 的病例中，包括心脏穿孔、肺静脉狭窄和卒中等。需要强调的是，消融不应被认为是一种治愈方法——它是用来减轻房颤负担、改善症状和生活质量的。目前还没有关于手术后长期结果的高质量信息，患者决定进行消融不应基于避免抗凝的预期。

房颤的外科手术历经了长久的发展：Cox 迷宫手术已从 1987 年的 I 型发展到如今的 IV 型。微创技术、消融技术与传统 Cox 迷宫手术线路的结合，极大地提高了手术的安全性，缩短了手术时间。对于持续性房颤患者，微创外科手术治疗则有着更好的效果。

对于以下患者可以选择外科治疗：有症状的房颤患者，计划行其他心脏手术，可在同期外科消融；持续孤立性房颤且有症状的患者，导管消融治疗失败时可选择微创外科消融。

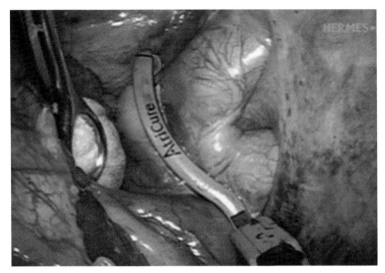

微创外科消融手术

房颤外科消融。使用 AtriCure 对肺静脉进行隔离。

房颤患者卒中的重要原因目前认为是由起源于左心耳的栓子引起的。左心耳封堵可有效降低左心耳栓子的形成，主要风险包括心脏穿孔和设备栓塞。同样，可以通过微创手术方法结扎心耳。然而，该方法尚未与全身抗凝进行前瞻性比较。

房颤患者的随访

多数临床医生认为，定期随访对确定治疗效果很重要。对许多患者来说，监测华法林抗凝可提高随访频率。随访时临床医生还应询问患者是否有心悸、易疲劳和用力时呼吸困难等症状，以确定病情是否得到充分控制。此外，应测量患者静息和运动心率，以确定治疗的充分性。使用心律控制药物疗效不佳的患者应改用心率控制药物或非药物治疗。胺碘酮需要每6个月进行肝脏和甲状腺功能检查，每年进行胸部X线检查。

治疗的同时保持健康的生活方式。健康的生活方式在预防房颤方面起着关键作用。比如多运动，避免吸烟，限制咖啡因、乙醇的摄入，寻找减少和管理压力的方式。

高脂血症

什么是高脂血症？

高脂血症（hyperlipidemia，HLP）又称"脂质代谢异常"或"血脂异常"，指由多种原因引起的全身性脂质代谢紊乱，血液中的总胆固醇（total cholesterol，TC）、三酰甘油（triglyceride，TG）、低密度脂蛋白胆固醇（low density lipoprotein cholesterol，LDL-C）含量升高和（或）高密度脂蛋白胆固醇（high density lipoprotein cholesterol，HDL-C）含量降低为主要特征。

随着人们生活条件的改善以及体力劳动的减少，血脂升高的现象越来越多。高脂血症造成全身动脉粥样硬化，粥样硬化斑块破裂形成血栓引起栓塞，是导致心脑血管病的重要因素。高脂血症危害大、患病人群广，因此提高民众对高脂血症的重视程度，倡导早预防、早治疗，保持健康的生活方式，维持正常血脂水平是一项长期、重要的工作。

高脂血症的发病率如何？

我国 2012 年的一项调查显示，成人血清 TC 平均为 4.50 mmol/L，高胆固醇血症的患病率为 4.9%；TG 平均为 1.38 mmol/L，高 TG 血症的患病率为 13.1%；HDL-C 平均为 1.19mmol/L，低 HDL-C 血症的患病率为 33.9%。根据《中国居民营养与慢性病状况报告（2020 年）》显示，我国高胆固醇血症患病率与 2015 年相比呈上升趋势。血脂异常，特别是血浆 LDL-C 水平升高，是心血管疾病的主要危险因素。血浆 LDL-C 水平升高是发达国家和发展中国家缺血性心脏病和缺血性中风的主要原因。2019 年，在全球范围内，缺血性心脏病及缺血性卒中导致死亡的病例中，血浆 LDL-C 水平过高导致的病例分别占比 44% 和 22%。高 TG 和低 HDL-C 水平被称为动脉粥样硬化性血脂异常的致病因素，在糖尿病或代谢综合征患者中非常普遍，增加了他们患心血管疾病的风险。

胆固醇的类型有哪些？

人体中 3/4 的胆固醇是在肝脏中合成的。我们需要利用胆固醇来消化、制造激素，并用来包裹细胞。肉类、海鲜、家禽、蛋类和奶制品都含有胆固醇。根据 2014 年一项荟萃分析报告，我国 18 岁以上成人中，约 20% 的人血脂水平升高，其中 1/3 是胆固醇升高。胆固醇控制不达标的人群患有心脏病的风险是达标人群的 2 倍。如果胆固醇比较高，则需要有效的生活方式的改善和药物的干预，使得胆固醇回归正常。

胆固醇通过脂蛋白在血液中运转。我们根据它们的密度对这些脂蛋白进行分类，分为高密度脂蛋白（HDL）和低密度脂蛋白（LDL）。低密度脂蛋白胆固醇占人体胆固醇的大部分，它是一种"坏"胆固醇，LDL 高会堆积在血管壁上，成为斑块。随着越来越多的斑块积聚，血管会变得狭窄甚至堵塞，增加心脏病和卒中的风险。高密度脂蛋白胆固醇（HDL），被称为"好"的胆固醇，可以帮助消化所吃的脂肪。HDL 高，可以降低患心脏病和卒中的风险。三酰甘油是人体中最常见的血脂类型，与 LDL 一起会在动脉壁内沉积并导致斑块，进而导致狭窄阻塞。

高脂血症的病因是什么？

高脂血症病因复杂，主要由遗传、营养和全身性疾病3种因素引起。此外，年龄、性别、药物和不良生活方式（如缺乏运动、过度饮酒、吸烟等）也会影响血脂水平。近年来，肠道菌群被证实是调节机体代谢的关键因素，影响高脂血症及相关慢性病的发展。高脂血症的发生机制是由上述各种因素引起的脂质代谢异常。

什么是家族性的高脂血症？家族性的高脂血症是指低密度脂蛋白从出生时间起就处于异常水平，是一种遗传性疾病。家族性的高脂血症的严重程度取决于遗传特征。如果从父母一方那里遗传了一个缺陷基因，则 LDL 的水平可能比正常人高 2 ~ 3 倍，如果一个人从父母那里各遗传一个异常的 LDH 受体基因，情况可能更糟糕，LDL 的水平可能比正常人高出 3 ~ 6 倍。

脂质代谢主要受糖和脂肪酸等营养物质的调节。营养因素是高脂血症的重要致病因素。与葡萄糖相比，果糖消耗导致循环载脂蛋白 C3 （apolipoprotein C3，ApoC3）水平增加，同时高糖饮食诱发的 ApoC3 表达能够降低 LPL 活性，从而影响乳糜微粒（chylomicron，CM）和极低密度脂蛋白（very low density lipoprotein，VLDL）中 TG 的水解。动物脂肪通常富含饱和脂肪酸（saturated fatty acids，SFA），SFA 是对 LDL-C 水平影响最大的饮食因素。饱和脂肪提供的热量每增加 1%，LDL-C 增加 0.02 ~ 0.04 mmol/L。膳食脂质还可能通过与肠道微生物群的相互作用影响机体的脂质代谢。现阶段我国居民膳食结构不合理，脂肪供能比过高，高油高糖等能量密度高、营养素密度低的食物摄入较多，需调整膳食结构，从外源途径减少脂质的摄入。

除了上述遗传和营养性原因导致的血脂异常外，全身性疾病也可以影响血脂。糖尿病、肥胖、肾脏疾病和甲状腺功能减退等多个疾病间相互影响，涉及多个组织和器官的脂代谢、糖代谢、蛋白质的消化吸收及氨基酸的代谢，构成极为复杂的发病机制。

如何知道您的血脂水平？

知道您的血脂水平非常重要。因为高血脂无任何症状，但会导致心脏病和中风。血脂分析可以检测出血脂的数值。血脂检查可以提供如下胆固醇的数字：（1）总胆固醇，应低于 5.2 mmol/L；（2）低密度脂蛋白（LDL），对于大多数人来讲，LDL 应低于 2.6 mmol/L，对于心脏病或者糖尿病患者，这个数值应低于 1.8 mmol/L；（3）高密度脂蛋白（HDL），这是好的胆固醇，数值越高，则患病风险在降低；（4）三酰甘油，低于 1.7 mmol/L 提示血脂在正常范围内，如果数值增高，则患病风险提高，超过 5.6 mmol/L 会被认为是非常高的。

仅仅知道数字无法确定患心脏病的风险。我国公布了治疗高脂血症的指南，医生将根据其他风险因素确定目标控制值和治疗方法。

如何预防高脂血症？

尽量限制饱和脂肪含量高的食物，如肉、鸡、海鲜、鸡蛋、奶制品和食用油。吃饱和脂肪和反式脂肪含量低的食物，如瘦肉、脱脂或低脂乳制品以及水果和蔬菜。吃富含天然纤维的食物，像豆类和燕麦片，或含有不饱和脂肪的食物，如橄榄油和坚果，有助于防止高 LDL，提高 HDL 水平。

保持体重。超重、肥胖会提高 LDL 的水平，并减缓身体去除 LDL 水平的能力。

如何治疗高脂血症？

对于大多数人而言，健康饮食和定期锻炼可以维持健康的血脂水平，但在某些情况下，这种方式不足以预防高脂血症。当需要药物治疗时，患者应该和医生一起制定合适的治疗计划。

常用西药分为主要降 TC 药物、主要降 TG 药物以及新型调脂药物。

主要降 TC 药物：他汀类，他汀类药物的作用机制是竞争性阻断甲羟戊酸途径中关键限速酶——3- 羟基 -3- 甲基戊二酸单酰辅酶 A（3-hydroxy-3-methyl glutaryl coenzyme A reductase，HMG-CoA），减少肝脏胆固醇的合成，并促进 LDL 受体的表达，加速 LDL 从血液中的清除过程。他汀类药物还可以改善内皮功能，稳定动脉粥样硬化斑块。他汀是临床治疗中的最常用的药物，不良反应有肌毒性、肝毒性、新发 2 型糖尿病、肾毒性等。依折麦布，选择性地抑制小肠吸收胆固醇，选择性抑制 NPC1L1 蛋白来减少肠道胆固醇向肝脏的输送，降低 TC、TG、LDL-C 和 ApoB，增加 HDL-C 水平。近年来的研究表明，在辛伐他汀基础上加用依折麦布可使心血管病相关死亡、心肌梗死或卒中的发生率降低 2%。胆汁酸螯合剂包括考来烯胺、考来替泊、考来维仑，是碱性阴离子交换树脂，能在肠道中结合带负电的胆汁酸，阻止胆汁酸重吸收和肠肝循环，增加胆固醇到胆汁酸的转化及胆汁酸的排量，减少肝脏内胆固醇含量，上调肝脏 LDL 受体数量，有效降低 LDL-C 水平。胆汁酸整合剂被认为是最古老、最安全的降脂剂之一，用于家族性或严重的高胆固醇血症及他汀类药物不耐受或他汀类药物禁忌症的患者，不良反应是长期使用会引起脂溶性维生素吸收减少而导致维生素 K 缺乏症。

主要降 TG 药物：贝特类是一类苯氧基异丁酸衍生物，通过激活过氧化物酶体增殖物激活受体 -α（peroxisome proliferators-activated receptors-α，PPAR-α），降低 TG 水平，常用于高 TG 血症和低 HDL-C 血症。传统的贝特类药物对 PPAR-α 的选择性较低，且会导致肝功能损伤和肌酐水平升高。烟酸也称"维生素 B$_3$"，能够有效降低 TG 和 LDL-C，提高 HDL-C 水平，降低脂蛋白 a。由于烟酸具有皮肤瘙痒、红、肿、热、痛等皮肤毒性以及无心血管保护作用，现在已经很少使用了。高纯度鱼油制剂是含有 ω-3 脂肪酸的鱼油产品，如二十碳五烯酸（eicosapentaenoic acid，EPA）和二十二碳六烯酸（docosahexaenoic acid，DHA），主要用于治疗严重高 TG 血症。目前认为其通过改变转录因子（如 SREBP）和参与 TG 合成的 PPARs，提高 TG 清除率，降低肝脏 VLDL 生成率以降低血清 TG 浓度。研究证明，ω-3 脂肪酸可以诱导其他脂蛋白发生有利的变化，降低 VLDL 和 CM 的胆固醇。同时含有 EPA 和 DHA 的 ω-3 脂肪酸或 EPA 单独与他汀类药物联合使用可降低 non-HDL-C。常见的不良反应是胃肠道功能紊乱，包括腹泻、恶心和呕吐。

新型调脂药物：PCSK9 抑制剂包括单克隆抗体、siRNA、疫苗和单体黏附蛋白等。单克隆抗体的应用是抑制 PCSK9 和降低体内 LDL 水平的最有效方法，是唯一一类获得美国食品药品监督管理局和欧洲药品管理局批准的 PCSK9 抑制剂。单克隆抗体与细胞外环境中的 PCSK9 结合，并抑制其与细胞外分子靶点的相互作用。PCSK9 抑制剂依洛尤单抗可以阻断肝脏中 LDL 受体，降低血脂，但依洛尤单抗是需要注射给药且目前还是比较昂贵。ApoB100 合成抑制剂米泊美生（Mipomersen）是一种抑制 ApoB100

合成的反义寡核苷酸，可用作降脂药物和节食的辅助治疗，可减少 VLDL 的生成和分泌，降低 LDL-C 水平。微粒体 TG 转移蛋白抑制剂洛美他派（Lomitapide）是微粒体 TG 转运蛋白（microsomal triglyceride transfer protein，MTP）的选择性抑制剂，抑制 MTP 活性从而减少肠道富含 TG 的 CM 和肝脏 VLDL 的合成。与米泊美生一样，仅被用于治疗家族性高胆固醇血症。此外，新型药物还有 ApoC3 合成反义抑制剂、CETP 抑制剂等。

现代药物干预治疗高脂血症仍以他汀类药物为主，根据病情具体情况，联用其他药物辅助治疗，可能引起肌痛、肝损伤等不良反应。中药治疗高脂血症采用化痰活血法、健脾化浊法、行气活血化瘀法、温补肾阳等方法，开具经方或中成药，辅助以针灸、艾灸等外治疗法治疗高脂血症。许多中药包括单味药、中成药及中药复方，均有很好的降脂功效。

高血脂更像是一种症状或状态，初期并无特殊不适，如果患者开始正规的降脂治疗，就应按医嘱服药，不可急于求成，再有效的药也不太可能吃了就有立竿见影的效果、永不复发，所以即使血脂水平下降，仍需坚持长期服用，切勿自行减量、停药，导致病情复发甚至加重。为了掌握患者用药后的变化，以便及时调整用药的种类和剂量，保证患者利益最大化，建议患者服药 4 ~ 8 周后到医院复诊。长期用药的患者可以间隔 6 ~ 12 个月复查。

糖尿病和心脏病

我国糖尿病的现状是什么？

中国成年人糖尿病患病率为 12.8%，糖尿病患者总数约为 1.298 亿人（男性为 7040 万人，女性为 5940 万人）。甚至有很多人不知道自己患者糖尿病。糖尿病前期患病率为 35.2%。糖尿病前期是指血糖很高，但未足以引起糖尿病的状况。从患病特点看，中国已诊断糖尿病患病率为 6.0%，新诊断糖尿病患病率为 6.8%，男性高于女性，随年龄增长而升高。糖尿病知晓率为 43.3%，治疗率为 49.0%，控制率为 49.4%。

另有数据显示，中国每年约有 83.4 万人死于糖尿病引发的各类并发症。

糖尿病会影响很多器官，包括心脏。糖尿病会增加患心脏病的风险，因此正确控制血糖水平保护心脏非常重要。糖尿病的高危因素，如高血压、高脂血症和肥胖，同时也是心脏病的高危因素。如果是糖尿病前期或者确诊为糖尿病，患者应定期检查心脏，控制好血压和血脂。

什么是糖尿病及其如何影响心脏？

胰岛素帮助身体消化来自饮食中的糖分。患有糖尿病时，身体无法产生胰岛素，或者无法有效地使用胰岛素。没有足够的胰岛素或者无法充分利用胰岛素，糖会在血液中累积，随着时间的推移，糖的累积会损伤神经、血管、心脏和肾脏。患有糖尿病会增加患其他疾病的风险，尤其是心脏病和中风。1型糖尿病是身体的免疫系统攻击胰腺中产生胰岛素的细胞，因此身体不会产生胰岛素。通常在儿童时期被诊断。2型糖尿病是最常见的糖尿病形式，是指身体无法合理地使用胰岛素。2型糖尿病的患者患心力衰竭的概率是其他人的两倍，且心力衰竭随着时间的推移不断恶化。2型糖尿病同时也会损伤肾脏，肾脏损伤会引起高血压，高血压又会影响心脏，这反映了人体器官是协同工作的，这同时也反映了控制血糖是非常重要的一件事。

有些患者通过饮食和运动来控制血糖，有些患者则需要借助于药物。在家测量血糖并记录每次的水平，这样就可以在看医生时与他们讨论合理的治疗方案。

血糖如何测量？糖尿病如何诊断？

·要了解是否患有糖尿病，需要禁食 8 小时后进行空腹血糖测试。

·口服葡萄糖耐量试验（OGTT）是指在喝了一定量的葡萄糖后 2 小时进行的血液检测。该项检测比较前后血浆中的葡萄糖，以了解身体利用葡萄糖的能力。

·HbAlc：反映了前 3 个月血糖的波动水平，这项简单的血液检测可以帮助了解疗效如何。正常 HBAlc 水平低于 5.7%，5.7% ~ 6.4% 表示位于糖尿病前期，≥ 6.5% 表示患有糖尿病。在糖尿病前期阶段，HbAlc 越高，患 2 型糖尿病的风险越大。

糖尿病有哪些症状和体征?

糖尿病前期和糖尿病患者有时没有任何症状,最常见的一些症状是"三多一少",即口渴增加、食欲增加、排尿增加、体重减轻。

糖尿病如何治疗?

糖尿病前期或者糖尿病患者应该与医生一起制定适合他们的治疗计划。糖尿病患者可以在家中使用简单的检测设备来监测自己的血糖。大多数糖尿病患者需要改变生活方式,例如健康饮食、锻炼和减肥。这些措施也可以降低心血管病的风险。一些糖尿病患者需要药物来控制血糖水平,一些糖尿病患者还需要药物治疗高脂血症和高血压。此外,应经常监测HbAlc的水平,去了解过去 2~3 个月的血糖控制情况。

冠心病

总论

2013 年中国第五次卫生服务调查显示，15 岁及以上人群冠心病的患病率为 10.2‰，60 岁以上人群为 27.8‰。与 2008 年第四次调查数据（7.7‰）相比，总患病率升高。2013 年中国 15 岁及以上人群冠心病的患病人数为 1 140 万人，比 2008 年第四次国家卫生服务调查的全年龄段冠心病患病人数增加了约 108 万人。

根据《中国卫生健康统计年鉴 2020》，2019 年中国城市居民冠心病死亡率为 121.59/10 万，农村为 130.14/10 万。2019 年冠心病死亡率继续 2012 年以来的上升趋势，农村地区上升明显，到 2016 年已超过城市水平。

■ 什么是冠心病？冠心病包括哪些类型？

冠状动脉硬化性心脏病（CAD）是一种具有炎症性质的动脉粥样硬化疾病，表现为稳定型心绞痛、不稳定型心绞痛、心肌梗死（MI）或心源性猝死。冠心病是影响全球人口的主要心血管疾病之一，也是我国居民的主要死亡原因之一。冠心病是一种缓慢的病理过程，这种慢性进行性疾病可能有动态的、几乎不可预测的转变。有长时间临床上沉默（无症状）的斑块积累，导致急性失代偿后斑块破裂。这种临床表现的广泛变化可以简单地分为急性冠状动脉综合征（ACS）和稳定性缺血性心脏病（SIHD）。ACS 的定义是冠状动脉血流突然减少或心肌氧供需不匹配。ACS 的 3 种表现为不稳定型心绞痛、急性非 ST 段抬高型心肌梗死和急性 ST 段抬高型心肌梗死。SIHD 也被称为"慢性冠状动脉综合征"，包括稳定的心绞痛和新发的较低风险胸痛。

　　冠心病的危险因素包括糖尿病、高血压、吸烟、高脂血症、肥胖、同型半胱氨酸尿症和社会心理压力。抗血小板药物、硝酸盐、β受体阻滞剂、钙拮抗剂是用于缓解冠心病相关症状性心绞痛的治疗药物。在过去的几十年里，规范的预防和治疗措施极大地改善了冠心病患者的预后。

■ 动脉粥样硬化如何发生发展？

　　当冠脉血管壁的内皮功能障碍时，由于脂质颗粒在冠状动脉血管内膜积聚，动脉粥样硬化开始。在血液中，水不溶性脂质通过附着在载脂蛋白这样的水溶性蛋白上进行循环。高浓度的低密度脂蛋白（LDL）具有渗透被破坏的内皮并发生氧化的能力，这种氧化或修饰过的低密度脂蛋白吸引白细胞进入冠状动脉血管内膜，后被巨噬细胞清除，导致泡沫细胞的形成。泡沫细胞复制并形成病变，称为"脂肪条纹"，这是动脉粥样硬化中最早可见的病变形式。这种病变的形成触发信号，吸引平滑肌细胞（SMCs）到脂肪条纹的位置。SMCs开始增殖并生成细胞外基质，主要是胶原蛋白和蛋白聚糖，动脉粥样硬化斑块开始发展，并积累大量由SMCs产生的细胞外基质，导致病变发展为纤维斑块。纤维斑块随后可转换为钙化斑块。最终形成的病变是一种晚期复杂病变，由纤维帽和覆盖的富含脂质的核心组成。核心含有坏死物质，可能具有高度的血栓形成性。

■ 冠心病的危险因素有哪些？

　　流行病学研究已经确定了与冠心病发展相关的危险因素，其中包括吸烟、糖尿病、高脂血症和高血压。

　　总样本量超过2000万人的病例对照研究和队列研究明确表明，吸烟者因冠心病死亡概率明显高于非吸烟者。据报道，吸烟者的冠心病死亡率比不吸烟者高70%。吸烟与心血管疾病呈剂量-效应关系，罹患冠心病的风险随着吸烟时间的增加、吸烟数量的增加和烟雾吸入程度的增加而增加。吸烟直接或间接地影响动脉粥样硬化病变，增加冠心病的发病率和死亡率。吸烟会导致内皮剥脱和血小板粘附到内膜下层，从而增加脂质浸润和血小板衍生生长因子（PDGF）介导的平滑肌细胞增殖，促进冠状动脉闭塞。

糖尿病特别是 2 型糖尿病是冠心病的危险因素。糖尿病通常与高脂血症伴随，其特征是三酰甘油水平升高，高密度脂蛋白水平下降，极低密度脂蛋白（VLDL）上升。许多研究证明使用降脂药物、降糖药物可以降低糖尿病患者 CAD 的发生率。

PROCAM 研究报告了高血压和冠心病的强相关性。高血压与冠心病之间存在病理生理联系。动脉粥样硬化可因动脉高血压而加重，同时由于脂质沉积和动脉粥样硬化斑块的形成，动脉的透壁压升高。动脉透壁压会增加机械应力和内皮细胞的通透性，降低冠状动脉反应。高血压还常与胰岛素抵抗、高胰岛素血症和血脂异常等代谢障碍相关，这些也是 CAD 的危险因素。

肥胖，脂肪的过度累积，是发达国家心血管疾病的常见危险因素。内脏脂肪过多可导致动脉粥样硬化。营养过剩时，脂肪细胞来源的内分泌因子失调参与了动脉粥样硬化的发展。同型胱氨酸尿症是蛋氨酸代谢过程中由于酶缺乏而引起的遗传性疾病，是一种少见的累及眼、心血管、骨骼和神经系统的综合征。主要的临床表现是多发性血栓栓塞、智力落后、晶状体异位和指（趾）过长。研究发现，患有此类疾病的个体容易过早发生心血管疾病。

社会心理压力也是 CAD 的危险因素。在一项病例对照研究中，与女性相比，男性工作压力更高，罹患心肌梗死的风险高。一些研究也表明，工作压力对年轻员工的影响高于年长员工。

心肌梗死

在我国，2002—2018 年 AMI 死亡率总体呈上升态势，2019 年略有降低。从 2005 年开始，AMI 死亡率呈快速上升趋势，农村地区 AMI 死亡率不仅于 2007 年、2009 年、2010 年超过城市地区，而且自 2012 年开始农村地区 AMI 死亡率明显升高，并于 2013 年开始持续高于城市水平。

■ 什么是心肌梗死？

急性心肌梗死是冠心病中冠状动脉急性、持续性缺血缺氧所引起的心肌坏死。临床上多有剧烈而持久的胸骨后疼痛，休息及硝酸酯类药物不能完全缓解，伴有血清心肌酶活性增高及进行性心电图变化，可并发心律失常、休克或心力衰竭，常可危及生命。本病在欧美最常见，美国每年约有 150 万人发生心肌梗死。中国近年来急性心肌梗死的发病率呈明显上升趋势，国家卫健委发布的数据显示，我国每年突发急性心肌梗死的患者约 100 万人，每 3 名心肌梗死患者中就有 1 人死亡，死亡率超过 3 成。心肌梗死可能突然发生，也有可能发生在甚至没有意识到自己有心脏病风险的人身上。如果出现了冠心病的症状，应该立刻就医，避免发生严重的心肌梗死，影响生活质量甚至影响生存。

心脏需要冠状动脉运输氧气和营养物质才能发挥作用，当胆固醇和脂肪沉积在动脉内壁时就会形成斑块，导致冠状动脉发生狭窄。如果斑块破裂，在斑块周边会形成血凝块。当冠状动脉发生阻塞，血液无法通过时即发生了心肌梗死。动脉阻塞时间越长，对心肌造成的伤害越大，造成的损害可能就是永久的。

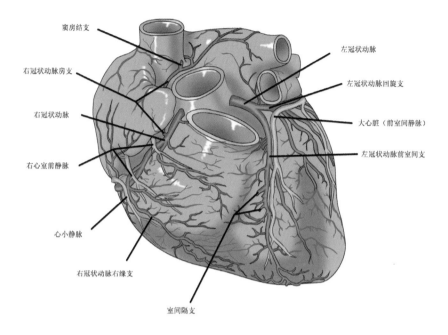

窦房结支

右冠状动脉房支

右冠状动脉

右心室前静脉

心小静脉

右冠状动脉右缘支

室间隔支

左冠状动脉

左冠状动脉回旋支

大心脏（前室间静脉）

左冠状动脉前室间支

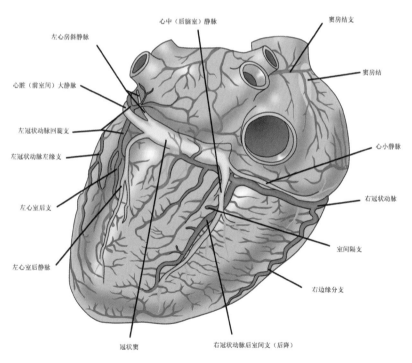

左心房斜静脉

心脏（前室间）大静脉

左冠状动脉回旋支

左冠状动脉左缘支

左心室后支

左心室后静脉

冠状窦

心中（后脑室）静脉

右冠状动脉后室间支（后降）

窦房结支

窦房结

心小静脉

右冠状动脉

室间隔支

右边缘分支

■ 心肌梗死发作的类型有哪些？

　　心肌梗死分为三种类型。第一种是 ST 段抬高型心肌梗死。当冠状动脉完全堵塞时，大部分心肌会缺血，做心电图时会发现 ST 段抬高，医生可以根据 ST 段抬高的导联判断心肌梗死的位置。第二种是非 ST 段抬高型心肌梗死。受影响的冠脉仅部分阻塞，仅一部分心室壁厚度受损，在心电图上看不到 ST 段变化。第三种是冠脉痉挛。当动脉收缩至心脏血流减少或者停止时，就会发生这种无声的心肌梗死。冠脉痉挛不会造成永久性的损伤，但会反复发作，甚至导致更严重的心脏病。有的时候无症状的心肌梗死可能被误认为是肌肉疼痛或者消化不良。

■ 心肌梗死或者心绞痛的症状和体征是什么？

　　如果有以下任何一种症状和体征，应该及时就医：胸部压痛反复发作，持续几分钟后消失；上臂、背部、颈部、下巴或者上腹部疼痛不适；静息状态下胸闷、呼吸急促；其他迹象，如突然出冷汗、恶心、疲劳或者头晕等不适。

　　心肌梗死和心绞痛发作的症状和体征各不相同。我们在电影或者电视中看到的急性剧烈疼痛在现实生活中并不常见。大多数心绞痛和心肌梗死都是从轻微的疼痛和不适开始的，甚至有些患者都没有意识到是心脏病发作。在现实生活中，大约有 1/5 的心肌梗死和心绞痛发作的患者不知道自己得了这么严重的疾病。如果不知道是心绞痛发作，不知道去寻求医疗帮助，第二次发作的风险更大，甚至可能造成致命性的后果。

■ 心肌梗死发作的危险因素是什么？

　　有许多因素与心绞痛、心肌梗死发作相关，一些因素在控制范围内，一些与年龄和遗传背景相关。

　　遗传背景：如果父母在年轻时就患有冠心病，则子女患有冠心病的可能性也会增加。有高血压、糖尿病的患者，冠心病的风险也会增加。

年龄：年龄越大，心肌梗死、心绞痛的发作风险越高。

既往疾病：类风湿关节炎、狼疮等自身免疫病会增加患心绞痛的概率。

能够控制的危险因素包括吸烟、高血压、高脂血症、肥胖、控制不佳的糖尿病、代谢综合征、运动不足、压力和吸毒等。控制住这些风险因素，能够降低患有心绞痛、心肌梗死的概率。

即使有无法控制的因素，也可以采用一些措施来预防心脏病的发作。比如做一些简单的运动，从 20 分钟最喜欢的运动慢慢开始，比如散步、游泳或者骑自行车等。每周锻炼 2 ~ 3 次，逐步增加锻炼强度。建议进食饱和脂肪酸、反式脂肪酸和钠含量低的健康饮食。定期去心内科检查，并按照医生建议规则地服用药物。

冠心病的检查

初步检查包括心电图（ECG）、心肌标志物和排除继发性胸痛原因，最重要的鉴别主要基于运动诱发胸痛的病史。一旦初步临床评估提示稳定性缺血性心脏病，在建议进一步检测之前必须确定发生稳定性缺血性心脏病的风险高低。当然，无创检测无法完全排除潜在疾病。有很多因素会影响对疑似 CAD 患者进行额外诊断检测的选择。除了计算验前概率外，临床医生还必须考虑患者的运动能力、身体习惯、心脏药物以及可能影响测试结果解释的静息心电图异常。对于可疑稳定性缺血性心脏病患者进一步通过应激法（运动或药物）识别和测量缺血。检测诱发性缺血的功能测试或压力测试一直是"金标准"，也是用于诊断稳定性缺血性心脏病的最常见的非侵入性测试。

目前还可以通过冠脉 CTA 初步评估冠状动脉狭窄情况。冠脉 CTA 是经静脉注射造影剂后利用 CT 扫描再经过计算机处理重建得出心脏冠状动脉成像的一种检查方法，可以观察冠状动脉狭窄或钙化等。冠脉 CTA 可以显示有临床意义的冠状动脉狭窄，且对冠状动脉中、高度狭窄的阴性预测值也较高，有助于避免对冠状动脉正常的患者行有创的侵入性冠状动脉造影检查。在识别非阻塞性 CAD 疾病方面，冠脉 CTA 有着特别的优势。CTA 的不足在于检查具有放射性，需要使用碘对比剂（碘过敏和肾功能不全为禁忌证），提供的是解剖学信息，无法对心肌进行组织学特征评价，也不宜进行实时动态成像。而且不是所有的病变 CT 都能看清，尤其是对于某些钙化比较明显或是植入过支架的患者。对于某些患者冠脉 CT 还可能高估病变的狭窄程度。相信随着技术的进步，冠脉 CT 的成像质量和适用范围也必将大大提高。

侵入性冠状动脉造影（ICA）仍然是诊断 CAD 的"金标准"。冠脉造影可以明确冠状动脉解剖结构、冠状动脉腔内梗阻的存在，以及冠状动脉和侧支血流的范围。冠脉造影被推荐用于心脏性猝死、有危及生命的室性心律失常或出现心力衰竭迹象的患者的初始检查。冠脉造影更常规地用于高风险或不确定的非侵入性心脏测试初步检查后的进一步诊断评估。病变范围定义为单支、两支、三支或左主干病变。一般大于 70% 面积的狭窄认为是有临床意义的狭窄，而无侧枝的左主干病变狭窄大于面积的 50% 就认为有意义。冠状动脉血流储备分数（FFR）可以测量狭窄病变的近端和远端压力，是指在冠状动脉存在狭窄病变的情况下，该血管所供心肌区域能获得的最大血流与同一区域理论上正常情况下所能获得的最大血流之比，即心肌最大充血状态下的狭窄远端冠状动脉内平均压（Pd）与冠状动脉口部主动脉平均压（Pa）的比值。目前 0.80 是建议的 FFR 评估心肌缺血的参考标准，FFR < 0.75 的病变宜行血运重建，FFR > 0.80 的病变为药物治疗的指征。FFR 介于 0.75 ~ 0.80 之间为"灰区"，可综合患者的临床情况及血管供血的重要性，决定是否进行血运重建。

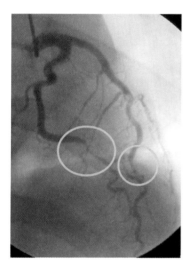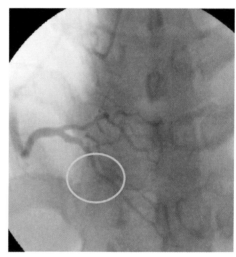

冠心病，三支病变。黄色椭圆提示严重狭窄，左图为前降支和回旋支狭窄，右图为右冠狭窄

冠心病的治疗

冠心病的发作通常是由冠状动脉的阻塞和狭窄引起，冠心病的治疗取决于病因和严重程度。

稳定性冠心病的治疗：目标是减少疾病进展，减少并发症发生，减少缺血症状。医生必须告诫患者尽可能地去除冠心病风险因素，并确定指导药物治疗（GDMT）。风险因素调整包括生活方式的改变，如饮食调整、减肥、戒烟、经常锻炼、管理压力和抑郁。GDMT 包括减缓动脉粥样硬化的治疗，减少心肌梗死的发作概率，并试图消除心绞痛。常用药物包括抗血小板药物、β 受体阻滞剂、肾素—血管紧张素—醛固酮阻滞剂、降脂药物、硝酸盐、钙通道阻滞剂和钠通道阻滞剂。单纯的药物治疗往往效果要差于血运重建。

冠脉造影＋支架植入术：在阻塞的冠状动脉处用球囊扩张，打通血管，并植入支架，保证血流通畅。PCI 术后必须服用抗血小板的药物，比较常用的是我们熟悉的阿司匹林，还要联合服用另外一种抗血小板药物氯吡格雷（或者替格瑞洛）。一般除非有禁忌证（如有出血情况或不能耐受等），需每天固定时间服用阿司匹林 100 mg，每日 1 次（如果是肠溶片最好是空腹服用），终身服用。氯吡格雷 75 mg，每日 1 次（或替格瑞洛 90 mg 每日 2 次），坚持服用至少 1 年的时间，直到医生检查说可以停药为止。服用抗血小板药物可大大减少支架内血栓形成、减少再发心肌梗死的机率，降低死亡率。但应注意，在服药期间需观察皮肤有无瘀斑及出血点，有无牙龈、鼻腔出血以及黑便、血尿、严重的头痛等情况，若出现需及时就诊。如果进行有创操作（如拔牙），需告知医生正在服用抗血小板药物。即使每天坚持使用抗血小板药物，建议做过PCI 术的患者仍需 1 年后再行冠脉造影术检查血管及支架情况，能更好地了解病情并及时调整治疗方案。如果您使用降脂药物（如可定、立普妥、瑞脂等）可能出现肝功能异常，建议定期监测肝功能。如果您使用β 受体阻滞剂（如美托洛尔等），主要不良反应为眩晕或头晕（低血压所致）、心率过慢（＜50 次／分），请严格按照医嘱剂量服用。如果您使用硝酸酯类药物（如异乐定、欣康等），主要不良反应为头痛，一般在服药 1 周后症状可自行缓解。使用期间起床要慢，避免体位性低血压的发生。

根据医院质量监测系统（HQMS）中开展 CVD 诊疗的 1 910 家三级公立医院（占全国三级公立医院数的 79.5%）和 2 124 家二级公立医院（占全国二级公立医院数的 35.9%）的 10 259 521 例 CVD 相关住院患者病案首页数据（不含军队、中医类医院），2020 年中国 PCI 治疗的患者为 1 014 266 例。

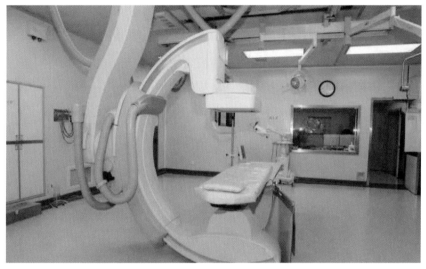

图中展示为心内科介入手术室

心脏搭桥手术：当冠状动脉狭窄无法通过支架解决，则可以进行冠状动脉搭桥术。冠脉搭桥术是最常见的心脏手术类型，是将自身健康的动脉或者静脉血管移植连接到阻塞的冠状动脉上，使血液能够绕过狭窄部位。

全国 87 家心脏中心参加的中国心脏外科注册研究（CCSR）数据显示：2013—2016 年，共有 56 776 例患者接受冠状动脉旁路移植术（CABG）治疗，CABG 术后总的院内死亡率为 2.1%。

对于症状明显的多支冠状动脉狭窄，定义为三支冠状动脉狭窄大

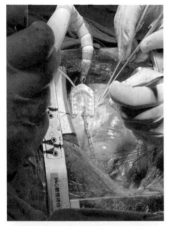

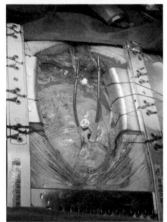

于或等于70%，或两支冠状动脉狭窄大于或等于70%，其中一支为左前降支（LAD），应考虑行冠脉搭桥作为首选的血运重建方法。尽可能使用左乳内动脉-LAD血运重建。对于两条冠状动脉明显狭窄伴广泛缺血的患者、轻中度左室功能障碍伴多血管CAD的患者、孤立性前冠状动脉近端狭窄伴广泛缺血的患者，也可考虑行冠脉搭桥以提高生存率。在多支冠脉病变的CAD患者中，多动脉移植优于单动脉移植，与单动脉移植CABG或PCI相比，多动脉移植的全因死亡率更低。

合并明显的多血管或无保护左主干CAD的糖尿病患者，如果适合手术，应优先接受冠脉搭桥而不是PCI。多动脉血管桥移植，包括双侧胸内动脉（BITA），可以考虑将创伤并发症风险降低到可接受的水平。

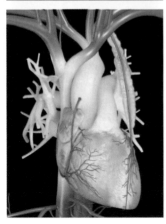

$$\frac{\dfrac{1}{2}}{3}$$

1. 不停跳搭桥乳内动脉吻合到前降支
2. 使用近端吻合辅助器将桥血管吻合至升主动脉上
3. 冠脉搭桥桥血管示意图

当计划行冠脉搭桥术血运重建时，考虑可用血管桥的类型和数量是至关重要的。血管桥的类型和来源可影响长期通畅情况和远期临床结果。应全面考虑桥血管配置以实现最完整和最高质量的血运重建。有证据表明，使用多支动脉血管桥移植降低了多支血管和左主干冠心病的全因死亡率。据循证医学证据，乳内动脉桥 10 年通畅率达 90% ~ 95%，桡动脉血管桥 10 年通畅率达 85% ~ 90%，大隐静脉血管桥 10 年通畅率为 50% ~ 60%。

LITA（左乳内动脉）是 LAD 的首选导管。RITA（右乳内动脉）可用于重建右冠状动脉系统、左旋支和 LAD。RITA 和 LITA 移植到相同靶点的长期通畅性没有差异，对于适当选择的靶点，两者在 10 年的通畅性都大于 90%。当使用 RITA 重建右冠状动脉循环时，一个重要的考虑因素是在移植右主干时，要确保目标血管近端有高度狭窄（大于 70 %）。2 种乳内动脉均可采用原位带蒂、骨骼化或游离移植物的方式制备。桡动脉作为第二来源的动脉血管桥，需要仔细选择符合条件的患者，以确保手有足够的动脉循环。桡动脉 10 年通畅率超过 85%，介于乳内动脉和大隐静脉血管桥之间。CABG 中最常用的血管桥是大隐静脉，具有良好的现成可用性、丰富性和良好的血管质量，通常与 LITA 联合使用。然而，大隐静脉桥更容易闭塞，10 年通畅率为 50% ~ 60%。虽然冠脉搭桥手术通常可以用上述来源的旁路血管完成，但偶尔也会使用其他来源的血管，包括胃网膜右动脉、小隐静脉和低温保存静脉。这些都不是一线或广泛使用的选择，通常只有在没有其他选择可用时才会考虑。

除了选择最佳来源的旁路血管进行血运重建外，还可以使用不同的配置来最大限度地利用有限的或优选的旁路血管。最常用的序列移植，使用单根桥血管依次吻合至多个靶血管。该技术缩短了手术时间，并且在桥血管有限时能够实现更完整的血运重建。序贯隐静脉移植比单支血管移植具有更高的长期通畅性。当进行全动脉或大部分动脉血运重建术时，可将一根动脉吻合至另一根动脉上作为复合移植物。当经验丰富的外科医生使用该方法时，可以保证复合血管桥具有良好的长期通畅性。此技术的缺点是需要学习曲线，并且如果一根血管桥出现问题时，往往影响大部分血管桥，造成很严重的后果。

非体外循环冠状动脉旁路移植术（不停跳搭桥）：无需主动脉、腔静脉插管，无体外循环的辅助下进行外科血运重建，这种方式对部分特定的患者是有利的。关于体外循环下冠脉搭桥与非体外循环下冠脉搭桥的等价性或优越性的研究，在过去的 20 年里进行了 3 个大型随机对照试验，不停跳冠脉搭桥和传统 CABG 在 MACCE 和死亡率方面没有差异。目前大家的共识是，在足够手术量的外科医生的操作下，不停跳搭桥可以达到与传统 CABG 相当的结果。

微创冠状动脉旁路移植术（MIDCAB）：是 OPCAB 的一种变体，通常采用小切口开胸和非体外循环下 LITA-LAD 旁路移植术。近年来，这一程序不断改进，可以使用机器人技术，并且可以对更多的冠脉分支进行血运重建。这种方法的好处包括更少的疼痛，更短的 ICU 住院时间，更小的手术创伤。

冠心病患者需要心脏病专科医生长期定期的随访。个体化的药物指导对于达到术后最佳效果非常重要。手术治疗的目标是完全血运重建，并提倡使用动脉血管桥，特别是 LITA 到 LAD。微创、OPCAB 和杂交手术可能使不建议传统 CABG 或病情更适合这些技术的患者受益。优化长期结果取决于长期密切医疗随访和坚持最佳的术后药物治疗。

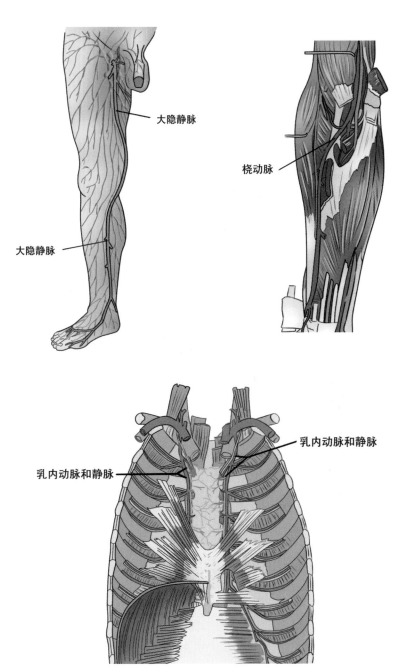

大隐静脉

大隐静脉

桡动脉

乳内动脉和静脉

乳内动脉和静脉

3 种最常见的移植血管，大隐静脉、桡动脉、左右乳内动脉

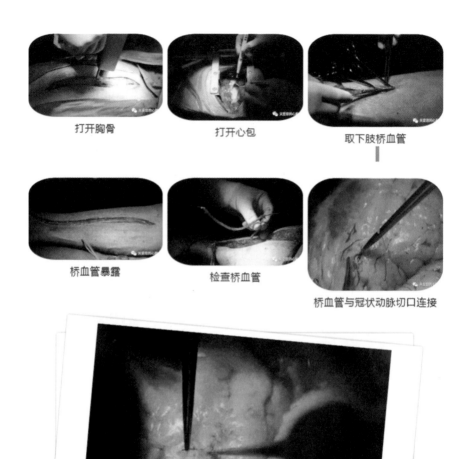

打开胸骨　　　　　打开心包　　　　　取下肢桥血管

桥血管暴露　　　　检查桥血管　　　　桥血管与冠状动脉切口连接

■ 搭桥手术（CABG）和介入治疗的选择

　　用 PCI 还是搭桥治疗 CAD 是影响患者预后的最关键因素之一。发病时间和症状是决定治疗方案的首要因素。在急性发病的患者中，冠状动脉血流的恢复是最重要的考虑，这类患者通常首先接受 PCI 治疗，以迅速恢复心肌血流，CABG 保留用于干预失败或解剖结构不适合 PCI 的患者。

对于稳定的CAD患者，遵循由心脏病专家和心脏外科医生共同制定的全面的、基于指南的方法。这些指南由ACC、AHA、美国胸外科协会、胸外科医生协会（STS）、心血管预防护士协会和心脏血管造影和干预协会发布。这些指南提供了一个基于证据的框架来指导患者制定冠状动脉血管重建术策略。对于有明显多血管和无保护的左主干CAD且能够行冠脉搭桥的患者，冠脉搭桥手术仍然是最好的选择。下图总结了心脏外科医生在冠心病治疗中重要指南的核心概念。

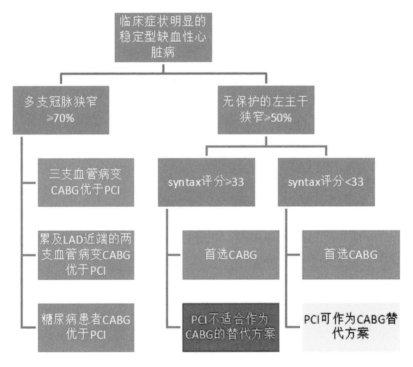

推荐水平：绿色－LOR 1，黄色－LOR 2a/2b，红色－LOR 3

■ 心脏团队策略

对冠心病患者进行多学科评估，可为患者提供量身定制的个体化循证治疗。心脏小组通常由一名介入心脏病专家、一名非介入心脏病专家和一名心脏外科医生组成，他们审查患者的冠状动脉疾病模式和复杂性、PCI和 CABG 的技术可行性、患者的整体健康状况、STS 风险评估以及任何其他可能影响患者预后的因素。心脏小组提出建议并与患者讨论，然后做出明智的治疗决定。

对于明显的无保护的左主干冠状动脉病变，CABG 是首选的治疗方法，明显提高患者的生存率。对于解剖结构复杂的狭窄患者（SYNTAX 评分 ≥ 33），对于主要的心脑血管不良事件（MACCE），CABG 优于 PCI。对于低至中度解剖复杂性狭窄（SYNTAX 评分 < 33）且手术不良后果风险高的患者，可以考虑将 PCI 作为 CABG 的替代方案，而不会增加死亡率。

杂交手术：近年来，PCI 联合 CABG 实现 LITA - LAD 移植，有效治疗多血管 CAD 引起了人们的极大兴趣。这种方法在所有目标冠脉可能不适合冠脉搭桥时实现最完整和高质量的血运重建。同样，该策略也为使用微创 CABG 技术进行 LITA 到 LAD 移植以及 PCI 完成其他重大狭窄的治疗提供了可能性。一项比较 CABG/PCI 杂交与 CABG 的随机对照试验发现，两者 5 年死亡率和 MACCE 的发生概率没有差异。对于相对合适的患者，杂交手术是很好的选择。

心力衰竭

什么是心力衰竭？心力衰竭发病率如何？

心力衰竭是各种原因引起的心脏的收缩功能和／或舒张功能发生障碍而导致的心肌重构、心脏泵功能下降。由于心脏不能充分排出静脉回心血量，导致静脉系统血液淤积、动脉系统供血不足，表现为肺淤血／腔静脉淤血等，心脏无法给全身器官提供足够的血液，是心脏疾病的终末阶段。

多种心脏疾病均会导致不同程度的心肌急性／慢性损伤。损伤的病理状态下心肌细胞和细胞外基质的变化可加重心肌细胞的损害，使心功能进一步恶化。而急性血流动力学障碍、急性心肌坏死、慢性心力衰竭急性加重等，均是导致此病症死亡的重要临床过程。

一项对中国 10 个省市 20 个城市和农村 15 518 人的调查显示，2000年中国 35 ～ 74 岁人群慢性心力衰竭患病率为 0.9%，据此保守估计中国约有 400 万例慢性心力衰竭患者。

CHS 对 22 158 名居民的分析显示，在 ≥ 35 岁的中国人群中，心力衰竭患病率为 1.3%，左心室收缩功能障碍患病率［左室射血分数（LVEF）< 50%］为 1.4%，中／重度舒张功能障碍患病率为 2.7%。

中国心力衰竭注册登记研究（China-HF）对 2012 年 1 月至 2015 年 9月全国 132 家医院 13 687 例心力衰竭患者的分析显示，住院心力衰竭患者的病死率为 4.1%。

2020 年的中国心力衰竭医疗质量控制报告，对 2017 年 1 月至 2020年 10 月全国 113 家医院 33 413 例记录院内转归的心力衰竭患者的分析显示，住院患者的病死率为 2.8%。

对 2011 年 1 月至 2012 年 9 月北京地区 14 家医院因急性心力衰竭而急诊就诊的 3 335 例患者进行长达 5 年的随访发现，5 年全因病死率为 55.4%，心血管病死率为 49.6%，中位生存时间为 34 个月。

根据 2020 年中国心力衰竭医疗质量控制报告，心力衰竭患者平均年龄为（67±14）岁，男性占 60.8%，心力衰竭患者中瓣膜病所占比例逐年下降，高血压（56.3%）、冠心病（48.3%）成为目前中国心力衰竭患者的主要病因。感染是心力衰竭发作的首要原因，其次为心肌缺血和劳累。射血分数降低、射血分数中间值和射血分数保留的心力衰竭分别占 40.2%、21.8% 和 38.0%。

对 2017 年全国六省市（辽宁省、内蒙古、浙江省、海南省、重庆市和青海省）5240 万城镇医保门诊和住院患者心力衰竭发病率、患病率、医疗花费等的调查发现：≥ 25 岁人群心力衰竭患病率 1.1%，估计总数 1210 万，每年新发人数近 300 万；平均每年住院 3.3 次，人均每年住院费近 3 万元，人均每年门诊费超过 6000 元。调查结果说明我国心力衰竭患病率及发病率高，社会经济负担重。

心力衰竭具有起病急、进展快、病情严重的特点，危重症患者一年死亡率可达 50%。虽然心力衰竭听上去对于患者以及家属来讲是可怕的，担心心脏会随时因为衰竭突然停止工作，但如果得到个体化的治疗，许多患者会过上稳定、愉快的生活。

心力衰竭包含哪些类型？

左心负责将血液泵送到全身，右心负责将血液泵送至肺。心力衰竭根据发生的部位不同分为左心衰竭和右心衰竭，更常见的是双侧均发生。左心衰竭根据射血分数是否降低分为射血分数降低的心力衰竭（HFrEF）和射血分数保留的心力衰竭（HFpEF）。两种类型的比例大概是一半对一半。HFrEF是指左心射血分数低于正常值，通常低于40%，心肌变得无力，不能向身体泵送足够的血液。HFpEF是指心肌变得僵硬，不能放松，血液无法充满心室。在这种情况下，射血分数可能仍然在正常范围内。

右心衰竭通常是由左心衰竭引起的，血液淤积在肺部，使得肺部充血，右心无法正常泵送血液。右心心力衰竭的症状通常表现为腿部和脚踝部肿胀、腹部肿胀等。

心力衰竭的原因是什么？

引发心力衰竭的原因有很多，最常见的有：冠心病、心肌病、心肌梗死发作、心肌炎、先天性心脏病、心律不齐、严重的肺部疾病和糖尿病等。

心力衰竭的症状

有些心力衰竭的患者没有任何症状，有些患者表现如下：呼吸短促，尤其是运动或者躺平时；腿部、脚踝或者足部肿胀；感觉非常疲倦；持续不断地咳嗽；无法正常地活动；食欲不振等。

心力衰竭的诊断

有症状的患者会到心血管科就诊。医务人员会对患者进行体检，查看有无心力衰竭的症状和体征，并要求进行超声心动图检查以明确左心的射血分数如何。医务人员会根据患者的运动能力进行分级，明确心力衰竭的阶段，并确定最佳的治疗方案。以下是纽约心脏协会对于心力衰竭的分级。

Ⅰ级：体力活动不受限制，普通的活动不会引起疲劳心悸或者呼吸困难。

Ⅱ级：体力活动轻微受限。普通的体力活动会导致疲乏、心悸或者呼吸困难，休息时感觉到舒适。

Ⅲ级：体力活动明显受限。稍微活动就会引起疲劳、心悸或者呼吸困难，休息时会感觉很舒适。

Ⅳ级：无法进行任何体力活动，休息时仍然有心脏功能不全的症状。

有着重要参考价值的实验室检查，可以给心力衰竭的评估 / 诊断和预后判断提供参考。心肌酶谱是存在于心肌中的酶总称，包括肌酸激酶（CK）、肌酸激酶同工酶（CK-MB）、a 羟基丁酸脱氢酶（a-HBDB）、天门冬氨酸氨基转氨酶（AST）、乳酸脱氢酶（LDH）。

CK 是一种器官特异酶，是机体能量代谢的关键酶之一，保证机体组织细胞的正常工作，广泛分布于全身各个组织器官，以骨骼肌细胞含量最高，其次是心肌细胞和脑，且男性高于女性、成年人低于新生儿。CK 作为临床怀疑心肌疾病和心肌损伤 / 缺血或缺氧时的非侵入性诊断方法，但其缺乏特异性，使用较少。CK-MB 是 CK 的一种同工酶，大多存在于心肌内，少数可在骨骼肌中发现，具有较好的特异性，其升高提示心肌细胞膜通透性增加，心肌组织受损，是心肌损伤的敏感指标，但其持续时间仅2 ~ 3天。AST 是一种氨基转移酶，属于胞浆酶，也被称为"谷草转氨酶"（GOT），多分布于心肌细胞、肝细胞中，是最早被用于心肌损伤临床诊断的血液指标之一。LDH 属于胞浆酶，在体内主要催化丙酮酸和乳酸的相互转化过程，是体内能量代谢过程中的重要酶，参与组织糖酵解的中间代谢过程，其分布在心肌组织、肾脏和骨骼肌中，在肺脏、肝脏、脾脏和胰腺中也有分布。LDH 分心肌型（H 型）和骨骼肌型（M 型）2 个亚基，有 5 种同工酶，其中 LDH1 和 LDH2 大多分布在心肌组织中。

当 CK ＞ 200 U/L、CK-MB ＞ 25 U/L、a-HBDB ＞ 182 U/L、AST ＞ 40U/L、LDH ＞ 250 U/L，需及时就医。

心力衰竭患者心肌持续受损，心肌酶当心肌急性损伤后从细胞内快速外溢，释放入血液，其心肌酶谱水平会明显高于平时，通过与平常均值进行对比可判定心功能急性损伤程度。

心肌标志物包括心肌肌钙蛋白（cTnI、cTnT）和肌红蛋白。肌钙蛋白是诊断心肌梗死的高特异性和高敏感性的确诊标志物。心肌肌钙蛋白为原肌球蛋白复合物的蛋白组成部分，作用是调节肌凝蛋白与肌动蛋白的相互作用。cTnI 是放线菌素三磷酸腺苷酶的抑制蛋白，以 3 种同型结构存在于骨骼肌和心肌中，心肌 cTnI 作为横纹肌的有效调节蛋白，在其氨基酸末端有一独特序列，仅存在于心肌内，属于心肌细胞内的结构蛋白，对心肌损伤具有较高的灵敏度和特异度，其有利于发现轻微的心肌损伤。

心力衰竭患者由于脂质过氧化损伤和心肌线粒体 DNA 损伤的影响，心肌细胞内纤维可被溶解，从而伴随细胞内水肿和线粒体肿胀变形，因此，数小时后 cTnI 被大量释放入血，持续 4～7 天，且心肌受损越严重，则其血液中 cTnI 含量越高，可协助诊断无心电图改变、无临床典型症状的微小心肌损伤及有骨骼肌损伤存在的心肌损伤。当 cTnI ＞ 0.15 μg/mL、肌红蛋白＞ 72 ng/mL 时，警惕心力衰竭发作。

血浆脑钠肽（NT-proBNP），B 型脑钠肽（Brain Natriuretic Peptide, BNP）是一种主要由心室肌细胞分泌的利钠利尿多肽，它是一种具有生物学活性的天然短肽激素，由 32 个氨基酸组成的多肽，含 1 个由 17 个氨基酸组成的环状结构，广泛分布于脑、脊髓、心肺等组织的神经 / 内分泌激素。BNP 具有利钠利尿、舒张血管、抑制肾素 - 血管紧张素 - 醛固酮系统和交感神经系统等抗心力衰竭作用，有助于调节心脏功能。在正常人体中其浓度很低且非常稳定，以心脏内 BNP 含量最高，主要由心室肌细胞分泌。在多种病理生理状态下均可升高，在心力衰竭时更为明显，由于心室压力负荷增高 / 心室肌扩张导致容量扩张是刺激其分泌的主要原因，可致 BNP 快速合成并释放入血，通过与肾素—血管紧张素—醛固酮系统的拮抗作用来控制体液和电解质的动态平衡，具有敏感度高和特异性高的特点。

BNP 在血液循环中被特异性的细胞受体或中性肽链内切酶清除，而 NT-proBNP 是通过肾脏清除，对于有肾脏疾病的患者只能检测 BNP。在慢性心力衰竭患者中，血浆 BNP 浓度较高者，其住院期间病死率和再入院率均高于浓度低者。因此，血浆 BNP 水平是反映心力衰竭患者心功能状态、预后、药物疗效和远期预后评估的重要指标。NT-proBNP > 1066 pg/mL 时，提示心肌损伤可能，当其异常升高时，警惕心力衰竭急性发作。

胸部 CT 在早期心力衰竭诊断中具有不可替代的优势。它可以在临床尚未出现典型心力衰竭症状和体征时，做出心功能不全（早期心力衰竭）的提示，胸部 CT 可以在心力衰竭的早期即间质性肺水肿甚至肺瘀血时做出诊断，而此时尚未出现心力衰竭的典型临床表现。因此，胸部 CT 在早期心力衰竭中的价值就是为心力衰竭的及早干预治疗提供预示，为临床用药起指导作用。

超声心动图（UGG）是利用超声的物理特性对心脏和大血管的解剖结构及功能状态进行检查的一种临床常见检查方法。因其安全无创、准确性高而得到广泛应用。心力衰竭患者的 UGG 异常表现为左心室呈现球形扩大；由容量超负荷引发的左心室扩张；压力超负荷引发的左室肥厚而导致左心室质量增加；左心室心肌收缩能力减退，左心收缩功能指标射血分数降低；心脏指数降低，室壁运动分上升等。

心力衰竭患者予以心肌酶谱、心肌标志物、BNP、心电图、超声心动图联合检测，其诊断效果显著优于单一的检测及两种联合检测，可有助于疾病诊断，为后期治疗提供数据支持。

心力衰竭的治疗方法有哪些？

目前没有治愈心力衰竭的方法，但通过药物、运动、限制液体摄入以及健康饮食可以治疗。ACEI 类药物、ARB 类药物和利尿剂是通常用来治疗心力衰竭的 3 种药物。按照医生的指导可以预防心力衰竭发展。在某些情况下，心力衰竭可能会恶化并需要医疗干预。

近二三十年，随着科研工作者大量的基础研究和广大临床工作者对心力衰竭认识的不断深入，心力衰竭药物治疗的模式发生了重大改变。从纠正血流动力学发展至阻断神经内分泌系统过度激活，再到现在的多机制多靶点治疗，心力衰竭治疗的理念一直在不断进步。

20 世纪 80 ~ 90 年代，心力衰竭经典治疗方案是"强心、利尿、扩血管"：洋地黄类药物增强心肌收缩力、利尿剂排出体内水分、扩血管药物（如硝酸甘油或硝普纳）降低心脏的前后负荷。这些药物有较好的对症治疗效果，但不能有效阻止心力衰竭病理过程的进展，也不能显著降低死亡率。

20 世纪 80 年代后期，众多研究证实，神经内分泌系统激活导致心肌重构是引起心力衰竭发生和发展的关键。因此，开启了"黄金三角"药物治疗的时代，主要包括血管紧张素转化酶抑制剂（ACEI）或血管紧张素

Ⅱ受体拮抗剂（ARB）、β受体阻滞剂以及醛固酮受体拮抗剂（MRA）。应用这几类药物来抑制肾素—血管紧张素—醛固酮系统（RAAS）和交感神经系统的过度兴奋。对于 ACEI 和 ARB 等一系列大样本临床研究均取得了明确的阳性结果，明确了这些药物能够明显降低心力衰竭患者病死率及改善预后。β受体阻滞剂由于对心肌的抑制作用，最开始被列为心力衰竭的禁忌药物，但随着医学界对其抑制交感神经系统的过度兴奋机制的思考以及临床研究的开展，发现β受体阻滞剂能够显著降低心力衰竭患者的病死率、再住院率，尤其是明显降低心源性猝死发生率。

21 世纪以来，心力衰竭治疗发展迅速，随着新药推出，心力衰竭治疗也进入了多机制多靶点时代，包括血管紧张素受体脑啡肽酶抑制剂（ARNI）、钠 - 葡萄糖协同转运蛋白 2 抑制剂（SGLT2i）、可溶性鸟苷酸环化酶刺激剂（维立西呱）、窦房结 If 电流选择特异性抑制剂（伊伐布雷定）、心肌肌球蛋白激活剂（Omecamtiv mecarbil，OM）等。ARNI 逐渐替代"金三角"药物中的 ACEI/ARB，SGLT2i 的加入使"金三角"变成了"新四联"用药；维立西呱、OM 以及伊伐布雷定也逐渐成为心力衰竭患者的多机制靶点治疗选择。

ARNI 是由脑啡肽酶抑制剂沙库巴曲和缬沙坦按摩尔比 1：1 组成的新型单一共晶体，可减少利钠肽分解同时抑制 RAAS。中国、欧洲和美国的心力衰竭指南均推荐 ARNI 用于 HFrEF 患者（Ⅰ类推荐）；2021 年欧洲心力衰竭指南和 2022 年美国心力衰竭指南中，对于 HFmrEF（射血分数中间值的心力衰竭）可考虑应用 ARNI 以降低心力衰竭住院和死亡风险（Ⅱb 类推荐）；2022 年美国心力衰竭指南中，对于部分 HFpEF 患者可考虑应用 ARNI 以降低住院风险（Ⅱb 类推荐）。

SGLT2i 是新型的口服降糖药，可减少肾脏近曲小管对葡萄糖的重吸收，增加尿中的葡萄糖排出，可以降低血糖，有效调整血容量、降低心脏前后负荷。已上市的有卡格列净、达格列净和恩格列净等。据多项临床试验（EMPPA-REG OUTCOME、DECLARE-TIMI58、CANVAS）结果，SGLT2i显著降低2型糖尿病合并冠心病患者的主要心血管不良事件、主要复合终点事件（心力衰竭恶化或心血管病死亡）的风险。2021年ESC心力衰竭指南中对于HFrEF患者治疗最大的改变之一就是将SGLT2i加入到传统的"金三角"形成"新四联"用药。2022年美国心力衰竭指南推荐SGLT2i用于HFmrEF和HFpEF的患者，有助于降低心力衰竭住院和心血管疾病死亡发生率（IIa类推荐）。

维立西呱是一种新型可溶性鸟苷酸环化酶（sGC）刺激剂，通过直接刺激sGC以及增加sGC对内源性一氧化氮（NO）的敏感性，使环磷酸鸟苷（cGMP）的合成增加。通过修复NO-sGC-cGMP细胞信号通路，改善血管平滑肌和心肌细胞功能，使血管舒张、心肌顺应性增加、抗心肌肥厚和心肌纤维化。

最新各国的心力衰竭指南推荐起始多种药物联合治疗，并根据患者临床特征（如血压、心率、血钾、慢性肾病等）选择个体化治疗策略，为患者提供更适合、更全面的治疗，包括低剂量起始即可降低患病率和死亡率、适当的序贯用药策略可改善安全性和耐受性、所有药物建议在4周内起始。但是，目前一些临床医生对药物组合的重要性认识不足，且对不良反应过于谨慎，使许多心力衰竭患者没有得到最佳治疗。

如果发生恶性心律失常，可以植入起搏器以帮助两侧心脏同时收缩。在某些情况下，心跳变得非常快，植入心律转复除颤器（ICD）以防发生恶性的心律失常。有时心脏收缩功能太差时，需要植入左心室辅助装置（LVAD）。LVAD是一种机械泵，可以用在等待心脏移植时。

与心力衰竭共存

通过调整生活方式，遵循治疗计划，许多心力衰竭患者可以继续过着快乐健康的生活。以下是对心力衰竭患者的一些建议。

锻炼：锻炼是心力衰竭患者改善生活的主要方式。尽量保证每周 3 次。尽量到外面走走，可以帮助患者更加积极地面对生活。

健康饮食：健康饮食对于我们所有的人都有好处，尤其是对心力衰竭的患者。将钠摄入量减少到每天 2000 mg，多吃水果、蔬菜和瘦肉，尽量避免食用加工食品和罐头食品。

液体限制：限制液体摄入，应限制或者杜绝饮酒。

自我教育：心力衰竭患者可以从正规渠道获取更多有关心力衰竭的知识，他们会经常关注更好的新疗法，会更有自信且能够更好地控制自己的疾病。自我教育的患者能够更好地知道自己的选择，能够为他们自己和家人做出更好的决定。

服用药物：大多数患者都需要服用药物，甚至不止一种。严格按照医嘱服用药物非常重要。

监测心力衰竭：心力衰竭引起的住院大多数都是因为肺部和体内积液所致。医务人员一般通过听诊心肺、血液检查、胸部 X 线、心电图和超声心动图来监测。还可以通过监测体重来发现病情的变化，如果体重突然增加，可能意味着液体积聚。现在还有些新的设备来监测心力衰竭，这些设备在心导管植入术间放置在心脏中，用来监测心脏的泵功能、心脏的压力以及全身液体水平。该技术可以帮助监测心力衰竭，有助于患者在日常生活中，跟踪疾病进展并了解何时就医。

心脏移植

根据中国心脏移植注册系统数据，截至 2020 年，中国共有 56 所医疗机构具备心脏移植资质，2015—2020 年，中国各移植中心实施并上报心脏移植年手术量依次为 279 例、368 例、446 例、490 例、679 例和 557 例，6 年共完成并上报 2 819 例（不包含中国香港特别行政区、中国澳门特别行政区和中国台湾地区的数据）。2020 年，中国接受心脏移植患者中，非缺血性心肌病占比为 74.4%；在儿童心脏移植受者中，非缺血性心肌病占比为 84.9%。2020 年，中国心脏移植受者院内存活率为 88.5%，多器官衰竭和移植心脏衰竭占早期死亡原因的 60% 以上。2015—2020 年，全国心脏移植术后 1 年生存率为 85.3%，术后 3 年生存率为 80.4%。其中，成人心脏移植术后 1 年生存率和 3 年生存率分别为 85.3% 和 80.4%；儿童心脏移植术后 1 年和 3 年生存率分别为 91.0% 和 84.0%。

什么是心脏移植？

心脏移植是用已故捐献者的心脏替换严重受损心脏的手术。处于终末期心力衰竭的患者，尝试过各种治疗方法都无效，则可考虑心脏移植。在少数情况下，可以同时进行心脏移植和肺移植。但不是所有的患者都能够进行心脏移植，心脏移植通常是心力衰竭患者最后的治疗手段。

常见的心脏移植原因包括：冠心病、心肌病、先天性心脏病、心脏瓣膜病以及其他心脏病等。

心脏移植的治疗过程是什么样的？

筛选：移植团队将对受者进行全身评估，确保身体能够接受一颗新心脏。医疗团队根据患者心脏病的严重程度、其他适合的治疗选择、可能影响心脏移植的其他疾病等情况，评估审查患者是否适合移植心脏，筛选决定患者是否是心脏移植的候选人。同时评估审查移植失败的风险，包括如下方面：肝炎、肾衰竭、糖尿病、高龄、肺部疾病等。

进行心脏移植：如果患者符合移植资格，将会被列入心脏移植的等候名单。患者的医疗信息被用于确认在等候名单上的优先级。状态1和2是急需移植的患者，状态1a是最紧急的。每个人等待供体心脏的时间长短不同，有些人很快得到供体，有些人可能需要数月或者数年，这取决于找到合适匹配供体的难度。需要匹配的因素包括血型、身高、体重及地理区域。

一旦找到合适的供体，就会联系患者，要求其待在医院附近，待获得供体后，移植将会迅速进行。

大多数患者在心脏移植后平均需要住院2周，切口则需要6~8周才能完全愈合。

心脏移植后的生活：在心脏移植手术后，患者需要终身服用抗排异药物以降低新的心脏排异。这些抗排异药物会降低患者的免疫力，需要格外小心。

心脏瓣膜病

2012 年 10 月至 2015 年 12 月，一项研究采用分层多阶段随机抽样的方法对 31 499 名 ≥ 35 岁居民进行超声心动图检测，发现 1 309 人患有瓣膜性心脏病，瓣膜性心脏病的加权患病率为 3.8%，据此推测中国约有 2 500 万例瓣膜性心脏病患者。风湿性瓣膜病仍是我国瓣膜性心脏病的主要病因，而退行性瓣膜病的患病人数近几年明显增加。我国瓣膜性心脏病患者中，55.1% 为风湿性瓣膜病变，21.3% 为退行性瓣膜病变。

心脏瓣膜是什么？它们的功能是什么？有哪些心脏瓣膜病？

正常的心脏有四个瓣膜，两个瓣膜（三尖瓣和二尖瓣）允许血液从心房流入到心室，另外两个瓣膜（主动脉瓣和肺动脉瓣）允许血液从心脏流出到肺或者主动脉。这些瓣膜中的一个或者多个失去功能，不能正常工作，就会发生心脏瓣膜病。

心脏瓣膜病可能会发生如下 3 种情况：一是反流，当瓣膜无法完全紧密关闭，血流朝着相反方向回流；二是狭窄，心脏瓣膜变得太厚或者太硬融合在一起，导致开口狭窄阻碍血流通过；三是狭窄和反流都存在。

根据累及瓣膜位置，瓣膜病可以分类如下。

主动脉瓣疾病： 主动脉瓣允许左心室的血液流出到主动脉，当瓣膜变窄或者关闭不全时，患者就患有主动脉瓣疾病。随着年龄增长，主动脉瓣会发生退行性变，会发生关闭不全或者狭窄，心脏因此必须更加努力地收缩，才能将血液输送到全身。

肺动脉瓣： 肺动脉瓣允许心脏的血液从右心流向肺部。同样的，肺动脉瓣会发生狭窄或者关闭不全。特殊情况下肺动脉瓣会完全关闭，称为"闭锁"。肺动脉瓣病变最常见的是伴随着先天性心脏病，如肺动脉狭窄和肺动脉闭锁等。

二尖瓣： 二尖瓣是连接左房和左室的瓣膜，当二尖瓣出现问题时，血液会被退回左房，左心室中没有足够的血液进入人体中。如果未经治疗，可能会导致心力衰竭或者心律失常。

三尖瓣： 三尖瓣连接右房右室，将静脉血引流至右室。三尖瓣病变可能伴随着其他瓣膜疾病，也有可能是由于肺动脉高压、心力衰竭或者心肌病引起。当三尖瓣发生疾病时，血液可能淤积在右房。

在诊断出瓣膜病后，需要与医生沟通如下问题：瓣膜病究竟有多严重？如果不做治疗，会发生什么问题？饮食和日常活动应该如何改变？可以服用哪些药物使得症状好转？有多少种治疗选择？每种治疗选择的风险和获益如何？是否适合微创或者经导管手术？恢复时间多长？

心脏瓣膜病的原因是什么？

心脏瓣膜病可能由感染或者病毒、先天性心脏病、老年退行性变和放射治疗等引起。

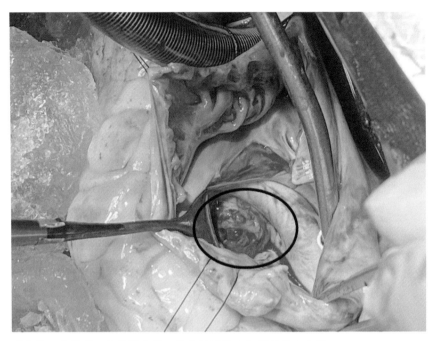

感染性心内膜炎二尖瓣赘生物，黑色椭圆处为细菌感染二尖瓣

瓣膜病的症状有哪些?

瓣膜病可能无症状，也可能有呼吸急促、胸闷、胸痛、心律不齐以及腿脚、腹部肿胀等症状。出现这些症状不一定意味着患有瓣膜病，但意味着需要及时就医明确是否存在瓣膜病。

瓣膜病如何诊断?

瓣膜病的诊断与大多数心脏病的诊断相似，医务人员观察有无心脏疾病的症状后，会要求进行 X 线、验血、超声心动图和心电图的检测。

瓣膜病如何治疗？

· **药物治疗**：可以用利尿剂或者强心剂来改善瓣膜病引起的心力衰竭症状，但是药物治标不治本，药物不能解决瓣膜本身的问题。

· **球囊扩张术**：这是一种心导管术。如果瓣膜发生狭窄，可以将装有球囊的导管深入至瓣膜位置，然后充气以扩张瓣膜将瓣膜打开。但有一定的局限性，比如可能导致瓣膜关闭不全。

· **经导管的瓣膜置换术**：目前，介入导管行瓣膜置换术的发展如火如荼，4 个瓣膜均可行介入导管植入，以经导管主动脉瓣置换术（TAVR）发展为主要标志。当患者有严重的主动脉瓣狭窄和部分主动脉瓣反流患者，可以行经导管的主动脉瓣置换术。TAVR 比心脏外科手术的创伤小，恢复更加迅速。主动脉瓣钙化时 TAVR 可能会导致钙化碎片破碎进入大脑，增加卒中风险。这时候使用脑栓塞保护系统，过滤器可以将大部分血液运送到大脑的栓子给捕获，降低栓塞风险。

经导管的肺动脉瓣置换术：同 TAVR 一样，肺动脉瓣可以通过心导管植入。这种侵入性较小的手术花费时间少，恢复快。

二尖瓣钳夹手术：二尖瓣重度反流的高危患者，可以选择经导管手术，将小夹子夹在二尖瓣上，使二尖瓣更好的关闭。这种微创方式减少了患者的创伤。

· **外科手术进行瓣膜修复和置换术**：药物治疗无效的心脏瓣膜病，不适合使用导管手术时，可以选择外科手术治疗。外科手术治疗可以修复或者进行瓣膜置换。心脏瓣膜置换是一项大手术，通常需要数小时完成。恢复时间大约数周。现在随着技术的进步，微创瓣膜置换术发展很快，可以通过小切口和胸腔镜完成瓣膜置换。

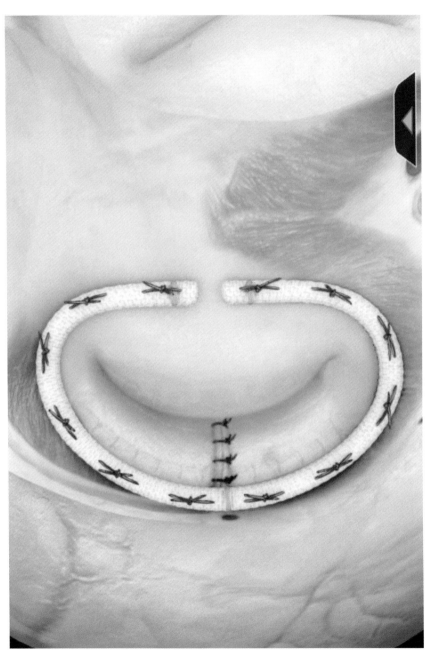

二尖瓣成形，植入成形环

目前最常用的瓣膜根据材质不同，可以分为机械瓣和生物瓣。机械瓣由金属做成，可以使用很长时间，但需要服用抗凝药。生物瓣来自于动物，植入生物瓣短期之内需要抗凝，但最终可以停药。

患有瓣膜疾病的患者除了改变生活方式外，建议在瓣膜置换后进行心脏康复。

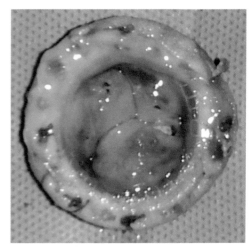

衰败的主动脉生物瓣。主动脉瓣使用有一定的寿命，本图为毁损的主动脉瓣

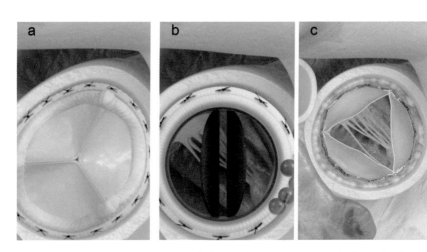

植入的瓣膜类型模式图。a 图显示外科植入生物瓣；b 图显示外科植入机械瓣；c 图显示 TAVI 植入生物瓣

高血压

什么是高血压？高血压的流行病学如何？

    血压的数值反映了心脏的工作强度。了解自己的血压并保持在健康水平非常重要。数年的慢性高血压可能会导致心肌梗死、卒中和肾病等。最新调查显示，以 140/90 mmHg 为界线划分，2015 年全球约有 11.3 亿高血压患者，全球成人高血压患病率为 30% ~ 45%。随着全球人口老龄化及人们生活方式的改变，高血压的患病率仍呈上升趋势，预计至 2025 年全球将有 15 亿高血压患者。收缩压每升高 20 mmHg 或舒张压每升高 10 mmHg，心血管疾病的发生风险将倍增。使用降压药物使收缩压每降低 10 mmHg 或舒张压每降低 5mmHg，主要不良心血管事件的发生风险降低 20%，全因死亡风险降低 10% ~ 15%。2015 年 SPRINT 研究表明，与标准降压相比（收缩压＜ 140 mmHg），强化降压（＜ 120 mmHg）可进一步降低不良心血管事件发生率和全因死亡的风险。因此，2017 年美国心脏协会（American Heart Association，AHA）/ 美国心脏病学会（American College of Cardiology，ACC）将高血压定义为 ≥ 130/80 mmHg，将降压目标值统一确定为＜ 130/80 mmHg，也因此引发了全球关于高血压的定义和降压治疗目标值的争议，以及对于舒张压与心血管事件及全因死亡关系的重新审视。

血压如何测量？含义是什么？

血压读数由两个数字组成，第一个数字是收缩压，显示了心脏收缩时血液对动脉壁产生的压力；第二个数字是舒张压，反映了心脏两次收缩之间的血管中的压力。

将血压计的充气袖带缠在手臂上充气后缓慢放气，用听诊器听脉搏并监测压力表，就能得出血管中的压力。电子血压计也是同样的原理。血压的单位是毫米汞柱（mmHg）。

根据美国心脏协会/美国心脏病学会成人高血压预防、监测、评估和管理指南，正常收缩压为120 mmHg，正常舒张压为80 mmHg。随着年龄增长，人的血管会变硬，导致血压升高。通过定期锻炼和生活方式的改变，可以将血压保持在正常范围内。

在2017年AHA年会上，AHA/ACC指南正式公布。指南重新定义了高血压的诊断标准，摒弃了高血压前期，这一定义，将高血压定义为≥130/80 mmHg，其中130～139/80～89 mmHg被定义为高血压1期，≥140/90 mmHg被定义为高血压2期，180/120 mmHg以上被定义为严重高血压。而2018 ESC/ESH指南及2018中国高血压指南仍继续沿用既往标准将高血压定义为≥140/90 mmHg。2018中国高血压指南则将启动药物治疗的时机定为改善生活方式的基础上，血压≥140/90 mmHg。

重新划分高血压的界值具有重要的临床意义。如果以≥130/80 mmHg界定高血压，全球将至少有18亿高血压患者，我国高血压的患病率将从25%增加至50%，意味着每两个人中就有一个高血压患者。虽然降低高血压诊断标准可以让更多高血压患者得到早期监测和管理，更早地减少可能的靶器官损害，从长远来看，可能有助于进一步预防心脑血管并发症。但将血压 ≥ 130/80 mmHg 定义为高血压，存在着不进行心血管风险评估便启动药物治疗的可能，增加了过度治疗的风险，不仅浪费有限的医疗资源，也会增加不良反应，发生风险。因此，将高血压定义为 ≥ 140/90 mmHg，并提出正常高值血压更为合理。

收缩压在 120 ~ 130 mmHg，舒张压小于 80 mmHg，称为"高血压前期"。收缩压大于 130 mmHg，舒张压大于 80 mmHg，称为"高血压"。

如何管理高血压？

患者应与医务人员合作，通过一些生活方式的改变和 / 或药物治疗来控制血压水平。

改变生活方式可以简单、实用、有益，甚至有趣。有如下方面：

·**锻炼**：一开始不要过度，可以从每周 3 次，每次 20 分钟开始，慢慢增加。

·**戒烟**：戒烟可能是一件困难的事，但需要坚持。

·**健康饮食**：少盐少油，清淡饮食。有些证据表明，晚上适当喝点儿红酒有助于延长寿命。

·**保持体重**：如果健康饮食和进行锻炼，就会更容易控制体重。

·**减少生活压力**：说起来容易做起来难。寻找减少生活压力的方法，如锻炼、写日记、洗热水澡或者散步。

如果仅靠生活方式的改变无法控制高血压，则需要使用药物，且有许多药物可供选择。通常高血压没有相关症状，即使感觉良好，也必须每天服用药物。有时，高血压药物会引起头痛、头晕或者胃部不适，则需要与医务人员讨论这些不良反应，并做出相应的调整。

最常用的处方药有哪些？

· **血管紧张素转化酶抑制剂（ACEI）**：血管紧张素是人体内的一种化学物质，可以使血管收缩。ACEI 通过抑制血管紧张素的形成来使血管舒张降低血压。

· **利尿剂**：利尿剂可以去除体内多余的水分和钠盐，因此流经静脉和动脉的液体会减少，会降低血管壁上的压力。常见的利尿剂有 3 种类型，噻嗪类利尿剂、袢利尿剂和保钾利尿剂。

· **血管紧张素 II 受体阻滞剂（ARB）**：可以阻断血管紧张素的作用。

· **钙通道阻滞剂**：抑制钙进入心脏和动脉，使动脉松弛开放。

· **β 受体阻滞剂**：可以抑制肾上腺素起作用，使心脏跳得更慢且收缩能力减少。

· **肾素抑制剂**：肾素是由肾脏产生的，可以触发下游升高血压，肾素抑制剂可减少肾素的产生。

· **α 受体阻滞剂**：可以用来抑制去甲肾上激素收缩小动脉和静脉壁的肌肉，使血管保持开放。

· **血管扩张剂**：可以防止静脉和动脉中的肌肉收缩，从而使血管舒张。

· **醛固酮拮抗剂**：醛固酮可导致盐分和体液潴留，醛固酮拮抗剂可阻断醛固酮激素。通常与利尿剂一起合用，治疗心力衰竭。

降压治疗目标值是多少？

2018 ESC/ESH 指南推荐所有患者的首要降压目标为 < 140/90 mmHg，

如果可耐受，大部分患者的血压则可降至更低水平。另外，2018 ESC/ESH 指南还规定了降压目标值的下限，对于年龄 < 65 岁的患者，建议其血压控制在 120 ~ 130 mmHg，对于年龄 ≥ 65 岁的患者，其血压应控制在 130 ~ 140 mmHg。与 2018 ESC/ESH 指南相似，2018 中国高血压指南建议一般患者血压目标需控制在 140/90 mmHg 以下，在可耐受的情况下，合并糖尿病、蛋白尿等高风险患者的血压可进一步控制在 130/80mmHg 以下。

舒张压与心血管事件及全因死亡风险密切相关，过高或过低的舒张压均可增加心血管事件或全因死亡的风险。人群的最佳舒张压水平为 70 ~ 80 mmHg。2019 年，一项研究通过对 130 万门诊患者 8 年的随访发现，舒张压和收缩压一样均为心肌梗死、脑卒中等心血管事件的独立危险因素，舒张压与心血管事件之间存在 J 型曲线关系。该研究纳入的人群为普通门诊人群，其冠心病、慢性肾脏病等患病率较低，心血管疾病风险也较低，在冠心病或慢性肾脏病等人群中这种 J 型曲线关系可能更为明显。

从病理生理层面分析，由于冠状动脉主要在舒张期灌注，过低的舒张压可能不利于冠状动脉的灌注，寻找最佳的舒张压水平成为高血压研究中亟待解决的问题。Framingham 研究认为最佳舒张期血压为 75 ~ 79 mmHg；当舒张压 < 70 mmHg 时，心血管病死亡、心肌梗死、脑卒中及因心力衰竭入院等复合心血管事件风险增加。

随着全球人口老龄化的加剧，老年高血压的防治受到越来越多的关注。三大指南对老年高血压降压目标值的界定不同。2017 AHA/ACC 指南最为积极，将年龄 > 65 岁人群的目标值同 < 65 岁人群一样设为 < 130/80 mmHg，2018 ESC/ESH 指南则将年龄 ≥ 65 岁的人群的目标血压设为 130 ~ 140/70 ~ 80mmHg，我国高血压指南更为宽松，将年龄 ≥ 65 岁的患者的降压目标值设为 < 140/90 mmHg，年龄 ≥ 80 岁的患者则设为 < 150

/90 mmHg。老年高血压以单纯收缩压高为主，舒张压多正常或偏低，将收缩压降至 130 mmHg 以下时，舒张压水平可能更低，可能增加不良心血管事件和慢性肾脏病的发生风险。根据现有证据，将年龄 ≥ 65 岁的老年高血压患者的降压目标值设为 < 140/90 mmHg，年龄 ≥ 80 岁的患者的目标值设为 < 150/90 mmHg，可能更为合理。

急性冠脉综合征和心绞痛

急性冠脉综合征

■ 什么是急性冠脉综合征？

　　大家可能都听说过心肌梗死，但是大家了解急性冠脉综合征吗？最常见的心肌梗死和不稳定性心绞痛属于急性冠脉综合征的范畴，这种紧急情况需要立即处理。急性冠脉综合征的危险因素包括吸烟、高血压、高胆固醇血症、糖尿病、缺乏运动、超重 / 肥胖、冠心病或者卒中的家族史。

■ 急性冠脉综合征有哪些症状？

　　任何胸部的疼痛或者不适都可能提示心脏存在问题，需要引起重视。如果碰到如下症状，应该寻求医学帮助。

　　·胸痛不适：疼痛可能持续或者时断时续，伴有压迫感、紧绷感或者膨胀感。

　　·手臂、下巴、颈部、背部或者腹部疼痛不适。

　　·感到头晕、恶心。

　　·脉搏异常。

■ 如何诊断急性冠脉综合征？

　　如果怀疑急性冠脉综合征，医生会进行血液检查（心脏损伤标志物）和（或）心电图，必要时还需要复查。

■ 怎么治疗急性冠脉综合征？

　　如果医生考虑急性冠脉综合征，则会紧急安排临床干预措施，其中最重要的工作就是紧急的血管造影以明确有无血管狭窄，是否使用药物球囊

/ 血管成形术重新打通血管重建血运。

心绞痛

心绞痛通常是由冠脉狭窄引起的。冠脉狭窄后，血液很难达到心肌，心肌缺氧会引起心绞痛不适。

■ 心绞痛的诱因有哪些？

心绞痛的发作通常是因为运动、情绪变化、吃得多或者是暴露在寒冷环境中。心绞痛通常会随着休息或者药物（硝酸甘油）使得血管扩张而消失。如果心绞痛不能通过休息或者硝酸甘油缓解，就应该寻求紧急医学救助。

■ 心绞痛的症状包含哪些？

胸部或者周围区域（手臂、肩部、背部、颈部或者下巴）的不适或疼痛，会感觉紧绷、压力、挤压，可以蔓延到手臂、背部等，有些患者可能会感到头晕、疲倦、气喘吁吁。

■ 如何诊断和治疗心绞痛？

与医生进行详细的沟通，告知家族史和个人疾病史，评估风险因素，并进行相应的检查以明确是否患有心绞痛。常见的诊断和治疗措施同前。

外周血管动脉粥样硬化与心脏骤停

外周血管动脉粥样硬化

动脉粥样硬化是指斑块沉积并阻塞动脉，随着斑块形成，动脉壁增厚，动脉变窄，血流量减少。由于血流量的减少，到达身体其他部位的氧气和营养物质也会减少。随着年龄增长，动脉硬化是非常正常的。对于每个人来说，动脉粥样硬化的进展速度或快或慢，有些人在 30 岁左右就出现问题，有些人 50 多岁才会看到影响。

动脉狭窄的部位不同，引发的症状也不同。冠状动脉和外周动脉是最常见的动脉狭窄位置。冠心病如前所述，在这里不再赘述。影响除了心脏外的动脉称为外周动脉疾病，最常见的位置是腿和脚。

一项中国各地的分层随机抽样调查显示，≥ 35 岁的自然人群下肢动脉疾病患病率为 6.6%，据此推测中国约有 4 530 万下肢动脉粥样硬化患者。其中，1.9% 的患者接受了血运重建，据此估测中国接受血运重建的例数为 86 万。

外周动脉疾病最主要的危险因素是吸烟。其他的危险因素与心血管疾病几乎相同，如高血压、糖尿病、高脂血症和高龄。有些外周动脉疾病的患者早期没有任何症状。大约 1/3 的患者会反映他们走路时腿部疼痛，休息时会消失。由于这些症状非特异，患者会误认为是正常衰老或者关节炎。早期症状包括抽筋、腿脚脱毛、腿脚冰冷、易疲劳、活动时腿脚部位疼痛、脚指甲变化等等。剧烈的体育活动中，肌肉对血液的需求增加，疼痛就变得严重。治疗策略上包括改变生活方式（如锻炼和戒烟）、服用降脂药、支架植入和旁路移植手术。

心脏骤停

在极少数情况下，心脏会在没有任何征兆的情况下发生停跳，这称为"心脏骤停"，这是非常危险的情况。患者接受紧急医疗救助的窗口期只有几分钟的时间。如果看到一个人失去知觉并找不到脉搏，请立即呼救，并使用自动体外除颤器（AED）（如果可以的话）、心肺复苏，以恢复血流。

控制风险因素

一次紧急的心脏事件是一记警钟，使患者意识到哪些是不适合心脏的生活习惯和方式，并想着如何改善心脏健康状况。即使引起心脏病的原因是遗传性的或者是无法控制的因素，生活方式的改变也可以防止心脏疾病恶化，增加重新拥有健康心脏的机会。

了解心脏病的风险因素能够增强对心脏的控制感。有些心脏的主要危险因素患者能够改变，有些因素则不能。各种健康状况、生活方式、年龄和家族史都会增加心脏病的风险。危险因素越多，患心脏病的机会越大。"三高"的患者心脏病的风险比"二高""一高"的患者更大。仔细分析这些高危因素以及高血压、高脂血症和吸烟这3种危险因素可以预防心脏病。

无法改变的危险因素

有些心脏病的危险因素无论患者如何努力都无法控制。以下是无法控制的心脏病的危险因素。

· **年龄**：年龄是无法抗争的因素。随着年龄增长，患心脏病的风险增加。男性45岁后风险明显上升，女性则在55岁后风险明显增加。

· **性别**：男性和女性的头号杀手均是心脏病。男性患心脏病的风险高于女性，发病年龄也比较早。

· **家族史**：父母患心脏病，子女也更容易患心脏病。大多数有严重心脏病的患者都有一到两个危险因素的家族史。

·**糖尿病**：胰岛素是帮助血糖从细胞外转运至细胞内的一种激素。如果身体不能充分使用自己的胰岛素，这就叫"胰岛素抵抗"，可能会导致糖尿病和心脏病。1型糖尿病通常在童年时期就会出现，2型糖尿病是在成年时期出现。糖尿病会严重增加患心血管疾病的风险。即使血糖得到充分控制，糖尿病也会增加心脏病和卒中的风险。如果血糖控制不佳，则患心脏病和卒中的概率更大。如果确诊糖尿病，则需要与医疗团队充分沟通来管理包含血糖在内的危险因素。

·**绝经后**：绝经后的妇女更容易患有心脏病。

·**地域**：中国北方比南方地区心脏病的发病率高。

可以控制的风险因素

当面临心脏病时，纷至沓来的医疗信息会使患者感觉到不知所措。患者会发懵，对于无法控制的事情感到压力。患者可以采取一些措施来改善心脏健康状况并降低心脏病恶化的风险。从改变健康的生活方式开始控制自己的健康！了解自己的生活方式有助于知晓这些生活方式如何影响心脏健康。采取健康的生活方式是能够做到而且应该做到的最重要的事情。

·**开始运动**：静态生活方式是心脏病的危险因素。运动可以帮助控制血液中的胆固醇、血糖，可以控制肥胖，甚至降低血压和压力水平，因此保持运动非常重要。第一步是和医疗团队评估和制定锻炼计划。心脏病专家对心脏进行评估，运动学专家和患者一起合作，寻找到适合患者的运动方式。

开始运动时要循序渐进，不要想着一口吃成个胖子。每个人都要寻找到自己的起点，起点可能是绕着楼栋走一圈，每天早上伸展身体或者上下一段楼梯，哪怕只有 10 分钟，只要坚持下去，并在自己觉得妥当的时候增加运动量。当觉得有能力的时候，定期长期进行中等强度的活动（步行），会对身体产生积极的影响。如果心脏科医生评估许可，患者心理生理上都准备好，有规律的中等到剧烈的体育锻炼也是可行的。

健身追踪器帮助记录进步，是管理治疗目标的一种很好的工具。除了记录步数外，健身追踪器还可以监测心率、睡眠和卡路里。患者应花点儿时间研究适合自己的工具。

心脏康复计划是心脏病患者重要的资源，该计划有助于找到适合自己的锻炼计划。应与医疗团队讨论心脏康复计划的相关事宜，并确保继续坚持下去。

·**戒烟**：吸烟的心脏病患者猝死的可能性是不吸烟患者的两倍。吸烟合并其他危险因素能够大大增加患有冠心病的风险。二手烟、电子烟、无烟烟草和其他烟草产品也会增加患有心脏病的风险。

戒烟后，患者心脏病的风险会下降，尤其 1 年内心肌梗死的风险会急剧下降。哪怕是已经心肌梗死的患者，戒烟也可以降低再次心肌梗死的发生率。戒烟 5 年后，卒中的风险会降低至一个从未吸烟的水平。

现在一些医疗机构开设了戒烟门诊，可以去与医务人员探讨戒烟计划，并寻求其他成功戒烟的人的支持。

·**控制好血脂**：血液中低密度脂蛋白胆固醇（LDL-C）是"坏"胆固醇，如果 LDL-C 升高，则患心脏病的风险也会增加。总胆固醇水平超过 5.20mmol/L 的患者处于较高的风险水平。当合并有高血压、吸烟时，风险更高。关于血脂控制，请参照相关章节。

·**控制好高血压**：高血压会增加心脏的负荷水平，导致心脏变厚变硬，增加中风、心肌梗死、肾衰和心力衰竭的风险。管理和控制血压对于患者很重要。改变生活方式（包括戒烟和健康饮食）会降低血压，但借助于药物的管理是控制高血压的重要方式。将血压控制在 120/80mmHg 的水平。

·保持健康的体重：超重会增加高血压、血胆固醇和甘油三酯的水平，降低好的胆固醇（HDL-C）水平，更容易患上糖尿病，从而增加心脏的负担。身体脂肪过多的人，尤其是腰部脂肪过多的人，即使没有其他危险因素，也会患上心脏病和中风。

请根据身高体重，算下 BMI 的水平，BMI= 体重 ÷ 身高^2。（体重单位：千克；身高单位：米）。中国成人正常的 BMI 应为 18.5～23.9，如果 < 18.5 为体重不足，如果 ≥ 24 为超重，≥ 28 为肥胖。如果超重，请立刻减肥，并采取如下措施降低因超重导致的其他并发症的风险。

·确保选择健康饮食：健康饮食因人而异，取决于自己的个人需要。但一般而言，整体健康饮食模式强调摄入水果、蔬菜、全谷物、低脂乳制品、去皮的家禽和鱼、坚果和豆类。限制油炸食品、红肉、糖果和含糖饮料的摄入。在家吃饭，并以更健康的烹饪方式准备饭菜，如烤、蒸，而不是油炸。限制肉酱和浓酱汁的摄入，使用醋、酱油，而非糖。

管理钠的摄入：减少钠的摄入。70% 的钠摄入来自于餐厅食品和预制菜。

在家里用新鲜蔬菜和水果准备饭菜。

用大蒜、洋葱和其他香料代替盐来调味。

避免使用冷冻蔬菜。

避免或者减少使用调味品。

选择低钠或者无钠的预制品。

避免使用腌制、烧烤、烟熏的食物，避免使用预制的肉汤、酱油、红烧酱。

使用水蒸的食物。

避免大量饮酒：过量饮酒会致高血压加重，心力衰竭加重，卒中。

· **按照处方服药**：与遵循饮食和锻炼指导一样，按照处方服药对于心脏事件后的恢复非常重要。如果不按照指导服药，可能会再次入院。再次入院费用高昂，且会面临着更多心血管事件的风险。如果觉得服药费用高昂，请与主管医生讨论替代方案。有些药物需要终身服用。

· **减轻压力**：压力和情绪健康会对整体健康起着关键作用。当压力过大时，身体会分泌释放肾上腺素，导致呼吸和心率增加、血压增高，这种"战斗或者逃跑"的反应使人能够做好应对准备。偶尔"战斗或者逃跑"对身体无害，紧急情况下能够挽救生命，但持续性的压力会给心脏带来沉重的负担，还会导致暴饮暴食、酗酒或者吸烟等行为。

找到减轻压力的方法对于情绪和躯体健康非常重要。瑜伽或者冥想、运动都是放松身心的有效的方法。如果感觉承受着巨大压力，无法缓解，应寻求医务人员的帮助，商讨管理压力的方式。

· **接种流感和肺炎等疫苗**：患有心脏病和中风的患者感染流感／肺炎后严重并发症的风险高，接种流感／肺炎疫苗有助于减少感染、减轻症状。除了接种疫苗外，还应该采取健康的措施，例如，咳嗽时遮住口鼻、经常洗手、睡眠充分、饮食充足，远离呼吸道感染人群。心脏病患者还应该在流感季节储存维持 2 周的常规药物。如果不幸染上呼吸道疾病，不要自行停用常规服用的心脏病药物。心力衰竭的患者要注意呼吸和氧饱和度的变化，如果呼吸困难，需及时就医。建议所有 65 岁以上及 65 岁以下有某些健康问题的成年人都接种肺炎疫苗。带状疱疹疫苗可以预防带状疱疹及其并发症，建议 50 岁以上健康成年人都接种。

·**充足睡眠**：成人每晚需要 7 ~ 9 小时的睡眠，长时间的深度睡眠会使心率和血压降低，睡眠不足或者睡眠过多会影响身体。错过睡眠时间会导致血压升高，增加心血管病的机会。制订一个固定睡眠时间表，试着每晚都在同一时间睡觉，每天早上在同一时间起床。每天锻炼。每天晚上尽量不要喝咖啡，进行剧烈锻炼。睡前避免看手机、电视或者其他电子设备。保持卧室黑暗和合适的温度。如果有睡眠呼吸暂停综合征或者其他睡眠障碍，应及时请医务人员干预。

住院期间和出院早期的心脏康复

早期心脏康复的意义是什么？

心脏康复起始于急性心脏事件之后，起始于住院期间。从心脏重症监护室开始就进行早期渐进性动员，实施心脏早期康复计划有助于患者提前出院、功能恢复，并在出院时能够独立步行更远的距离。

住院医疗团队保证安全、有效和高效的医疗质量，可以缩短患者住院时间。住院时间缩短减少了医务工作者在患者住院期间医疗的总时间。由于住院时间缩短，需要组织心脏康复团队为患者提供及时且有针对性的治疗服务和适当的出院指导。

本章提供住院期间和出院早期心脏康复的相关知识和信息。

如何进行心脏早期康复？

医务工作者应对住院患者进行初步评估，包含如下内容：入院诊断评估、当前临床诊断、当前的临床状态、先前的功能水平、医疗计划、既往心血管疾病和其他慢性病的危险因素、并发症、酗酒或者药物滥用情况、就业状况、认知功能、自我管理的能力和医疗资源支持的情况。

在推进住院患者心脏康复时，需要对住院患者进行基线评估，确保患者处于安全状态。如下参数可以用来评估患者日常活动是否安全：过去 8 小时无新发或者复发性胸痛；肌钙蛋白水平稳定或者下降；无失代偿的表现（静息时呼吸困难）;过去 8 小时内无新的明显的异常节律和心电变化。

如果患者基线评估安全，则可进行运动。一般来说，运动是指从仰卧位到坐立位，再到站立行走。每日都需对身体进行评估。当患者活动后，适当的心率增加（＜30次/分，变化时无不适），适当的收缩压增加（静息收缩压升高10～40 mmHg），无新的心律失常或者ST段改变，无心悸、呼吸困难或者活动性胸痛，患者可继续活动。如果出现了异常生理反应，则需暂停活动，并提醒医师注意。

下表中列出了早期心脏康复常用的运动类型，以及这些运动近似的代谢当量值。在决定增加活动时，需要结合患者的个体反应。

表四：早期心脏康复常用运动类型

活动	方法	代谢当量值
如厕	便盆、小便器	1.5～2.5
沐浴	床浴，淋浴	1.5～2.0
步行	不同速度	2～3.3
上身运动（低至中等强度，无阻力）	站立的时候	2.5～3.0
爬楼梯	上下1～2层楼	3.0～4.0

在院期间，医疗机构需要配备足够且有资质的医务人员，如心脏康复专家、物理治疗师、作业治疗师、执业护士和医师助理等，对患者及家属进行全方位教育指导，帮助患者恢复。

在院期间，医疗工作人员需要对患者的功能水平进行记录，并评估体力活动的耐受性。如果患者一般状态好转，对于如下要点进行检查评估后，可以出院。出院评估的检查要点和标准：生理和症状稳定；有着合格的生理功能和认知能力；社会支持和服务可及；医疗资源可及。

由于心脏病的合并症、并发症和年老体弱，有些患者在离开医院前还没有日常生活活动能力或者无法在家里走动，另一些患者为了安全回家还需要其他治疗，可以将这些患者转诊至另一级别的部门进行康复，如专业护理机构。如果患者进食、如厕、穿衣、洗澡或者行走有障碍的话，专业护理机构可以提供帮助。这些机构可以通过多学科方法，包括物理、作业、娱乐治疗、营养、心理学，以及持续的医疗和护理管理，为患者安全、独立地返回家庭做准备。

如何科学地进行运动和训练

科学运动和训练的意义是什么？

运动和训练不仅对心脏事件的预后很重要，也能够使患者获得知识、技能和信心，能够使患者长期保持更积极的生活方式。运动训练总体的目标是将日常体力活动提高到可以促进健康、改善心肺功能、降低慢病风险的水平。

运动训练中首先要考虑的因素是安全。大多数患者进行运动不会引起大风险，但仍需要考虑心血管疾病的进展和不稳定的相关风险，包括缺血性心绞痛的阈值、认知或者心理障碍。需要结合患者业余爱好、局限性、以前的活动和自身的健康健身目标。

综合运动训练计划包含哪些内容？

一个综合的运动训练计划包括心肺功能、肌肉骨骼和柔韧性。本章表格中总结了各个组成部分的具体要素，包括训练强度、持续时间、频率和类型的指导原则。

■ 心肺功能训练

心肺功能训练是大多数心血管疾病患者或有高危因素的成年人日常锻炼的基础，是切实提高心肺功能的最有效的方法。下表中列出了心肺训练的要素。

表五：心血管疾病患者心肺功能训练建议

内容	建议
运动强度	40%~80% 的最大储备心率或者储备摄氧量或峰值摄氧量
	自感疲劳等级 12~16 分（范围为 6~20 分），作为心率的辅助指标
持续时间	每次 20~60 分钟；建议一天中更长时间或者多次运动；可通过一次或者多次短时间运动积累完成目标
频率	理想状况下，每周大部分时间做心肺功能训练（例如每周 2~4 天心脏康复）
运动种类	有节奏的、较大的肌肉群运动（即步行、骑自行车、爬楼梯、椭圆机）

训练强度可在最大心率储备或者代谢储备的 40%~80% 之间调整。最初，运动强度应从低强度开始，随着患者适应一段时间后，再逐渐增至高强度运动。自感疲劳等级是心率监测的辅助方式。对于运动训练的时间，通常建议患者每次至少进行 20 分钟的持续运动。运动频率设置在每周 2~4 次。在增加训练强度前应该先增加运动时间和频率。一般 3~6 个月内达到所需的运动总量。

一旦设置了初步的运动方案，患者应逐渐达到预定的目标。由于体能、积极性和骨骼肌因素限制等会影响患者的进展速度，所以在运动计划中没有固定的训练模式，一般建议改变其中的一些组成部分，并在下一阶段训练之前评估目前运动的适应情况。

心脏康复运动训练以外的体力活动。许多参加心脏康复运动训练的患者并没有达到预期的能量消耗水平，尤其是每周只参加 2~3 次治疗时。大多数心血管疾病的患者在没有参加心脏康复运动训练的日子里更少参与体力活动。另外，大多数心血管疾病的患者既往也缺乏运动。因此，除了规律参加心脏康复运动训练外，还需要增加体力活动。在不参加心脏康复运动训练的时间，患者应常规进行 30 分钟以上的中等强度的体力活动。

■ 抗阻训练

在完成心肺训练后，时间许可的情况下应进行抗阻训练。心血管疾病的患者在进行抗阻训练时，心肌耗氧量需求更低，心内膜下灌注增高。抗阻训练消耗的热量比耐力运动少，但肌肉量增加会使基础代谢率增加，可以使患者达到和保持健康体重。提高和保持肌肉力量可以加速恢复正常工作和娱乐活动，延长老年患者独立生活的时间。

安全参与抗阻训练的患者标准如下：（1）心肌梗死或者心脏术后至少6～10 周，并持续参加 4 周心脏康复的耐力训练；（2）接受 PCI 术后至少3 周，并持续参加 2 周心脏康复的耐力训练；（3）无急性充血性心律失常；（4）无未控制的心律失常；（5）无严重的瓣膜病；（6）无不稳定的高血压；（7）无不稳定的症状。

患者能否参加抗阻训练应由主治医师、外科医师和心脏康复医生共同会诊决定。有关胸骨切开的注意事项，请见相关章节。一旦批准患者进行抗阻训练，必须进行肌肉力量的基线测量，这有助于建立一个安全的初始训练程序。在整个肌力评估过程中，应监测患者的心率、自我疲劳感觉、心电图。肌力评估的方法包括：最大单次重复（1RM，可以举起 1 次，但无法举起 2 次的最大重量，保持正确姿势而不变形）；多次重复（6～15RM，能 6～15 次举起最大重量，保持正确姿势而不变形）。单次重复适用于健康人群，多次重复为大多数心血管疾病患者提供合理的肌肉骨骼健康基线水平。

表六：心血管疾病患者抗阻训练建议

组成部分	建议
强度	重复10～15次抗阻训练没有明显的疲劳
	在关节活动范围内尽可能完整完成动作，避免憋气，在运动的用力阶段呼气，在恢复阶段吸气
	不要过紧地抓住手柄，避免血压过度变化
运动量	每次运动至少1组，最多3组
	习惯训练内容后，可增加至2～3组。可逐步进阶至8～10种不同的动作训练，包括上下肢与躯干的主要大肌群，如胸前推举、肩部推举、肱三头肌伸展、肱二头肌屈曲等
频率	每周2～3天
类型	选择安全舒适有效和可使用的设备，可以选择自由重量、负重辅助器训练、弹力带、滑轮拉力器、哑铃等
进展	患者能够舒适地达到规定的重复训练范围的上限，训练负荷可增加5%

■ 柔韧训练

最佳的肌肉骨骼功能要求患者所有的关节保持足够的活动范围，尤其是保持下背部和大腿后部的灵活性。如果这些部位缺乏柔韧性，则会增加慢性腰痛的风险。因此，老年人的运动计划中应强调适当的伸展，特别是上下躯干、颈部和臀部。下表为肌肉骨骼柔韧性运动的方案，应根据患者的需要和目标个性化设置。

表七：肌肉骨骼柔韧性运动方案

组成部分	建议
强度	保持肌肉紧张或者轻微不适
	缓慢、循序渐进进行至最大的关节活动度
持续时间	逐步增加至 15～30 秒，可延长至 90 秒，每个练习重复 3～5 次
频率	每周 2～3 天，每天最好
类型	静态拉伸，主要强调下背部和大腿

营养指南

营养是患者心脏康复计划以及降低心血管病风险的重要组成部分。低质量的饮食是导致心血管病危险因素发生发展的重要因素。膳食的选择不仅是健康食物的选择，还有很多内部和外部因素。口味偏好等内部因素与遗传环境相关，环境和历史背景等外在因素也会影响食物选择。条件略差的地区健康的食物供应不足，限制了心脏病患者的饮食选择。社会经济地位较低的患者健康饮食行为也较少。

营养素的组成包含哪些？都具有什么特征？

人体内主要的营养素包括糖类（碳水化合物）、脂肪和蛋白质。

- 糖类（碳水化合物）

营养学会建议总热量的45%～65%由糖类提供。糖包括单糖、二糖、寡糖、多糖4种类型。糖类提供的热量大约为 4 kcal/g。单糖、二糖是简单的糖，在胃肠道中可以被迅速吸收，引起血压升高、体重增加、低密度脂蛋白和三酰甘油的水平增高。摄入过量的糖（如蔗糖、二糖）会增加胰岛素抵抗，可以促使肝脏中脂肪堆积，降低了低密度脂蛋白的水平，显著提高了血糖水平。寡糖和多糖可以提供对身体健康至关重要的维生素、矿物质和膳食纤维，可以改善葡萄糖/胰岛素抵抗，减少炎症反应。膳食纤维是不能消化的糖类，热量含量低。水果、蔬菜、豆类、全谷物和坚果中富含膳食纤维。研究发现，高膳食纤维素的摄入量与降低心血管病的风险以及心脏病的发病率和死亡率相关。

- 脂肪

脂肪包括饱和脂肪和不饱和脂。脂肪提供的热量为 9 kcal/g。健康饮食的总脂肪含量为 20% ~ 35%。摄入的脂肪类型与降低心血管病风险相关。

饱和脂肪酸存在于动物肉类、乳制品和热带油中（如棕榈油、椰子油），会使血液黏度增加、肥胖、胰岛素抵抗。减少饱和脂肪酸的摄入，可以降低心血管病的风险。

大多数不饱和脂肪酸，包括多不饱和脂肪酸和单不饱和脂肪酸，来自于植物。Omega-3 脂肪酸是一种很重要的不饱和脂肪酸。补充 Omega-3 脂肪酸可以使心血管病死亡风险降低约 10%。作为著名的不饱和脂肪酸，Omega-3 对于减轻体内炎症、降低心血管疾病风险具有较好的效果。Omega-3 脂肪对心血管的保护作用包括：降低血压、改变血脂谱、降低血栓形成的倾向、产生抗炎作用和抗心律失常作用、改善血管内皮功能和胰岛素敏感性、增加动脉粥样斑块稳定性。之所以要吃鱼油补充 Omega-3，是因为 Omega-3 主要藏在大部分的鱼中，比如三文鱼、金枪鱼、沙丁鱼、鲭鱼、鲈鱼。除此之外，蔬菜坚果如黄豆、黑豆、南瓜、菠菜、核桃、碧根果、杏仁中，也含有丰富的 Omega-3。

- 蛋白质

蛋白质是由 20 种不同的氨基酸组合形成的聚合物。膳食中的蛋白质、氨基酸可用于替代因细胞更新和分解代谢而损失的肌肉。蛋白质提供的热量约为 4 kcal/g。蛋白质的建议摄入量为总热量的 10% ~ 35%。蛋白质的推荐摄入量为每 0.8 g/kg。在年龄较大或者营养不良的成人中，平均每天摄入 1.0 ~ 1.5 g/kg 的蛋白质可以刺激肌肉蛋白质的合成。增加蛋白质的摄入对降低心血管疾病风险因素影响不大，但有益于减轻体重、最大化蛋白质合成，维持老年人的肌肉质量。

■ 酒精

酒精的热量为 7 kcal/g。酒精提供热量，但营养物质却很少。> 30 g/d 的长期饮酒可导致高血压、心肌病、心律失常和脑卒中。饮用含有酒精的饮料可能会增加体重，不利于减肥。

■ 微量营养素

微量营养素包括维生素和矿物质，是有机体维持新陈代谢所必须的，膳食成分中含量却很少。

维生素作为辅酶、抗氧化剂和激素的调节剂。维生素和矿物质含量高的食物有助于血糖、血脂的控制，降低心血管病的发病率和死亡率。

盐是一种防腐剂，可增加食品的口味。钠含量高的食物大多数来自于商业制备的餐食、方便食品、点心和烘焙食品。新鲜的未加工的水果、蔬菜、瘦肉、乳制品和全谷物的钠含量极低。

植物固醇（植物甾醇和甾烷醇）化学上与胆固醇相似，食用植物固醇会降低总胆固醇和低密度脂蛋白的水平。植物固醇/甾烷醇会干扰脂溶性维生素的吸收。因此，如果植物固醇的摄入量增加，建议多食用富含脂溶性维生素（维生素 A、D、E 和 K）的食物。

以植物固醇为主要原料的植脂末，广泛应用在奶粉、咖啡、麦片、调味料及相关产品中，虽然能改善食品的口感，但是含有大量的对人体有害的物质。特别是近年来流行的奶茶，如果像字面意义上看到的那样是简单的牛奶加茶确实是比较健康，但是目前市面上大多数奶茶其中的"奶"主要是植脂末，很少使用真正的奶。植脂末中的油脂主要为氢化植物油，也就是反式脂肪酸，反式脂肪酸对人体有极大危害，尤其是增加心血管病的发生风险和死亡率。所以看似健康好喝受年轻人喜爱的日常饮品，却在不知不觉间在心血管中埋下了一颗甜蜜炸弹。

而单纯喝茶，尤其是喝绿茶，可以摄入大量的茶多酚，能提高机体抗氧化能力，降低血脂，缓解血液高凝状态，增强红细胞弹性，缓解或延缓动脉粥样硬化。经常饮茶可以软化动脉血管，并有助于减少血管炎症、动脉粥样硬化和血栓形成。所以喝茶可比喝奶茶养生多了。

食物的类别有哪些？都有什么特点？

食物类别由含有相似营养素的不同食物组成。为了满足营养需求，有必要吃各种类别中的各种食物。

- 蔬菜和水果

蔬菜和水果中含有微量元素、膳食纤维、植物化学物质、抗氧化剂、多酚，增强了营养的生物利用度，替代了不健康的饮食成分。丰富的蔬菜水果膳食模式能够显著改善血脂和血管内皮功能。颜色鲜艳的蔬菜和水果含有更高含量的抗氧化剂。几乎所有的饮食指南都证明了蔬菜和水果有益。蔬菜（最多约 5 份 / 天）和水果（最多 2.5 份 / 天）的摄入量增加，有助于降低 12% ~ 15% 的心血管病风险。

- 坚果

坚果中含有不饱和脂肪酸、氨基酸、膳食纤维和微量营养素，是降低心血管疾病风险的有益成分。食用坚果可降低总胆固醇、低密度脂蛋白胆固醇和载脂蛋白。每天摄入 7 ~ 10 个坚果，心血管病的风险降低约 21%。

- 全谷物

全谷物的摄入与葡萄糖稳态、血脂和内皮功能改善相关。随着全谷物摄入量的增加，心血管病的风险降低 17%。

- **鱼**

鱼肉含有优质蛋白质、多不饱和脂肪酸和单不饱和脂肪酸。鱼肉的摄入能够降低总胆固醇，减少炎症，减少血小板聚集。凤尾鱼、沙丁鱼、鳟鱼和鲑鱼等有脂肪的鱼含有较多的 ω-3 脂肪酸。增加鱼肉的摄入能够使心血管病的风险减少约 15%。

- **肉类**

肉类包括红肉、白肉和加工肉制品。因为肉类中的饱和脂肪酸不尽相同，食用不同肉类对心血管病的风险不尽相同。加工的肉制品（如熏制、熟食肉、培根、香肠）含有较多的钠、防腐剂、亚硝酸盐，会增加心血管病的风险。用鱼、家禽、坚果、豆类、低脂乳制品和全谷物代替红肉降低了心血管病的风险。

- **蛋**

鸡蛋中含有丰富的氨基酸，其中天冬氨酸在预防和治疗心律失常及心绞痛、心动过速、心力衰竭等方面有一定作用；卵磷脂和脑磷脂对于生长发育中的孩子是很好的营养，同时它们也具有降低胆固醇、软化血管、预防动脉硬化和脂肪肝、促进脂溶性维生素的吸收等功效。因为鸡蛋中含有的胆固醇几乎都集中在了蛋黄里，有人提议不吃蛋黄只吃蛋白。如果目的是要补充优质蛋白质，这个建议或许可以采取。但是，鸡蛋中丰富的氨基酸也存在于蛋黄中。

100 克鸡蛋含 373mg 胆固醇，虽然每天摄入 300mg 以上的胆固醇，就有血清胆固醇升高的可能，但是鸡蛋中还有帮助降低胆固醇的卵磷脂。2018 年，一个澳大利亚研究团队招募了 128 名 2 型糖尿病患者，让他们长时间内每周吃 12 颗鸡蛋，一年吃 624 颗鸡蛋，但研究结果发现这群患者的胆固醇没有超标，心脑血管指标正常。据研究报道，人的身体具有强大的调节机制，在这个机制正常工作下，人体自身生成的胆固醇和食物摄入后吸收的胆固醇在一定水平上达到平衡，但是一部分人由于遗传因素，自身胆固醇调控能力弱或者基础水平偏高，这时大量摄入胆固醇就会出现血胆固醇超标。

对于已经确诊冠心病、动脉粥样硬化的患者来说，自身胆固醇、血脂水平已经偏高，甚至需要使用降脂的药物来帮助稳定粥样斑块，自然不能完全依赖于自身调节放肆地吃鸡蛋了。对于这类人群，我们建议每日食用鸡蛋不超过 2 个。

鸡蛋的营养价值随冰箱保存时间延长而降低吗？新鲜鸡蛋在 1 ~ 8 天各项指标变化不大；8 ~ 16 天逐渐变为陈蛋；16 天以后，品质下降明显。所以，购买之后建议尽快食用。土鸡蛋和商品鸡蛋的营养价值差很多吗？有专家研究发现，土鸡蛋虽然个头小了一些，但是它的锌、硒、维生素 A、卵磷脂的含量都比商品鸡蛋高，前文中提到的胆固醇含量基本一致。乌鸡蛋较普通鸡蛋氨基酸含量及其他营养价值更高，鸡种不同鸡蛋营养成分含量也会有所不同。

■ 乳制品

乳制品中富含钙和其他矿物质、优质蛋白质、亚油酸、维生素、不饱和脂肪酸。牛奶、奶酪和酸奶的摄入可降低心血管病的风险。

■ 食盐

盐，从分类上来说有井盐、海盐、池盐、岩盐等，从所含成分上来看包括了铁、钙、锌、钾、钠、碘等多种营养元素。人们用的食盐是盐类的一种，是指富含钠的盐类，也就是氯化钠。盐也是人体不能缺乏的重要元素，有调节人体活动的作用。成人每天摄入 6g 食盐即可满足机体对钠的需要。摄入过多盐分会导致血压升高，而高血压是脑卒中、心血管疾病的最大危险因素之一。高血压人群还存在多种冠状动脉粥样硬化危险因素，造成心脑血管疾病的发生和发展，高盐饮食促进了多种危险因素的进展。

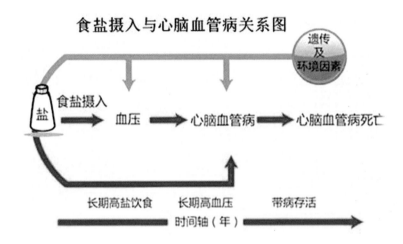

在中国，成人每日钠摄入量是世界卫生组织（WHO）推荐值的 2 倍以上，70 岁以下的中国人中，几乎有 30% 的致命脑卒中可归结为盐摄入量过高。世界范围内，盐的过量摄入每年预计可导致约 300 万例死亡。

《英国医学杂志》（BMJ）一项最新建模研究显示，在中国，利用低钠高钾的代用盐（即低钠盐）作为全国性干预措施，每年可预防近 50 万人死于心血管疾病。据模型估算，此干预方案每年还能够预防约 74.3 万例非致命的心血管疾病，包括 36.5 万例脑卒中和 14.7 万例心脏病，并每年减少约 12 万例慢性肾病（CKD），或近 7% 的新增病例。全球健康研究院营养科学项目主管 Jason Wu 博士表示，用低钠盐代替普通食盐不仅能减少钠的摄入量，有效降低血压，而且还能够增加对钾的摄取。相关队列研究证实高盐饮食会增加心力衰竭发病率，在超重组中，膳食钠摄入量的增加与心肌梗死发生的相对风险增加相关，主张减少盐摄入量的 DASH 饮食组的心力衰竭发病率降低。临床试验和荟萃分析为限盐预防高血压、卒中和心血管疾病提供了强有力的科学支持。然而，钠的限制是否会减少心力衰竭发病的前瞻性研究数据仍旧缺乏。

世界卫生组织（WHO）建议每人每天摄入 6g 以下食盐可预防冠心病和高血压。我国规定成人每天摄入 6g 食盐即可满足机体对钠的需要。由于有数据表明钠摄入量与血压有关，这些钠摄入量建议似乎适用于 A 期和 B 期心力衰竭患者，因为这类患者很多患有高血压。对于心力衰竭患者，2010 年美国心力衰竭协会指南建议每天钠摄入量限制在 2～3g。在 2013 年 AHA/ACCF 指南中，有症状的心力衰竭患者限制钠摄入是合理的（IIa 级推荐）。尽管有指导方针的建议，但患者对饮食中钠含量限制的坚持程度很低。

全球健康研究院高级研究员 Matti Marklund 博士表示，在中国，由于大多数慢性肾病患者并没有意识到已经患病，因此关注钾摄入量的增加对慢性肾病人群的潜在风险颇具意义。

除了控制食盐的用量，还要注意食物中的"隐性食盐"。造成多盐的"元凶"并非只是那些人们经常批判的"垃圾食品"，而且包括面包、午餐肉、披萨、三明治、奶酪等"常规"食物。这些食物单凭味觉根本察觉不出盐分的高低。食物中盐分减少 20%～30%，人的味觉是感受不到变化的。

奶酪、糕点成坯后，在发酵前表面要抹上一层盐来"腌制"，这是发酵和储存的必备工序。吃的时候，咸味已经被那股浓郁的甜味掩盖住了。100 克的话梅中，含有近 8 克盐，已经超过了我们一天的摄盐量。有实验证明，1%～2% 的食盐溶液中添加 10% 的糖，几乎可以完全抵消咸味。在很多咸甜口味的菜里，如糖醋排骨、鱼香肉丝等，食盐的浓度其实要比味蕾尝到的含量更高。

健康的膳食模式组成如何?

　　目前膳食指南侧重于膳食模式,而不是单纯的食物或者营养素。因此,建议人们增加膳食种类,而不是饮食的特定组成部分。总体而言,强调水果、蔬菜、豆类和全谷物的膳食模式,摄入有限的饱和脂肪、钠、红肉、饮食,去除反式脂肪和热带油,显示出最低的心血管病风险和发病率、死亡率。要减少白米饭和白面包等精制碳水化合物制品,多吃全麦谷物食品,如小麦、大麦、玉米、黑米等。习惯性全麦食用可以改善多种动脉粥样硬化风险因素,例如胰岛素抵抗、血脂异常、亚临床炎症和氧化应激反应等。多吃水果和绿叶蔬菜,这些食物具有丰富膳食纤维,而膳食纤维可以调节空腹和餐后状态下动脉粥样硬化的主要危险因素(如血浆脂质、血糖和胰岛素敏感性)。补充优质蛋白质和优质脂肪,鱼类、大豆、牛奶、鸡蛋(尤其是蛋清)等是优质蛋白质的重要来源,每天必须保证足够量的蛋白质的摄入。坚果富含不饱和脂肪酸,饱和脂肪含量很低,一般包括花生、核桃、杏仁、松子等,有助于降低胆固醇,控制冠心病的危险因素进而有利于控制冠心病。

　　研究最多的 3 种膳食模式是 DASH 计划、地中海(MEDIT)和 2015-2020 年美国饮食指南。此外,素食计划强调去除动物产品的模式(纯素、乳、蛋、植物为主等)。各种不同的膳食计划在肉类、奶制品、酒精和橄榄油上的侧重不同。

　　DASH 计划鼓励摄入水果、蔬菜、全谷物、家禽、低脂乳制品、坚果和鱼。该计划有助于降低高血压患者的血压,能够显著降低心血管病的风险和死亡率,改善血脂。遵守 DASH 计划与 2 型糖尿病的发生率呈反比。

　　地中海(MEDIT)饮食计划包括水果、蔬菜、谷物、肥鱼、葡萄酒和相对大量的橄榄油，强调更少的肉类和奶制品以及更多的全谷物。研究表明，心血管病死亡率最低的国家是选取 MEDIT 饮食计划的国家。

2015—2020 年美国饮食指南强调摄入各种蔬菜和水果、全谷类、低脂乳制品、瘦肉、适量的咖啡因、最少量的添加糖和含糖饮料、饱和脂肪酸以及钠。

素食（避免吃肉类食品）是一种以植物为主的饮食模式，包含大量的蔬菜、水果和全谷物食品，有助于降低低密度脂蛋白胆固醇、血压和体重，降低心血管病的风险。

表八：膳食模式

增加水果和蔬菜的分量	选择多种类型和质地的水果、蔬菜
	选择各种颜色的水果、蔬菜
	以水果替代糖果
	每天保持半杯的 100% 果汁
	补充非淀粉类的蔬菜
选择鱼类、瘦肉、未经加工的肉制品、家禽以及低脂乳制品	只购买瘦肉和家禽
	选择低脂乳制品
	用橄榄油、菜籽油
	减少高脂肉类的份量
增加全谷物、坚果	用全谷物代替精制食品
	尝试新的谷物
增加全谷物、坚果	用全谷物代替餐前零食
	用全麦食品代替含糖谷物
减少钠摄入量	使用无盐坚果
	阅读食物标签，选择低钠休闲食品

减肥	减少进食量
	调整进餐时间和频率
	减少高糖含量食品的摄入
	减少压力情况下的食品摄入
减少含糖饮料的摄入	饮用水果调味水
	用调味汽水代替普通汽水
	在咖啡或者茶中不使用糖
	尝试新的无糖饮料
	选择较小的餐具

心血管病高危因素的营养指南是什么？

许多心血管病的高危因素的发生发展与膳食营养相关。以下部分描述了针对这些高危因素的营养建议。

- 肥胖

肥胖是心血管病的主要危险因素。逐步减肥是大多数超重心脏康复参与者的目标，热量摄入目标应每日减少 250 ~ 750 kcal，每周平均减少 0.25 ~ 1 kg。由于体液平衡的变化，最初的体重减轻可能很快。蛋白质的摄入的时间点可能会影响饱腹感。例如，早餐时蛋白质的摄入与全天的饱腹感相关。低热量食品（如蔬菜、水果、全谷类、低脂乳制品）的摄入与体重减轻的程度和维持相关。情绪化饮食、压力性饮食的自我管控非常重要，否则可能会导致减肥失败和体重反弹。

■ 高血压

　　美国和中国的高血压指南都推荐了 DASH 饮食计划，该计划强调摄入蔬菜、水果、全谷物、低脂乳制品、家禽、鱼类、豆类、非热带植物油和坚果，限制甜食、含糖饮料和红肉的摄入。

　　美国高血压指南指出在高血压的 6 个非遗传因素中有 4 个与膳食营养相关：体重管理、钠、钾和酒精。非药物疗法加上运动足以满足轻中度高血压患者的血压控制目标，并且是重度高血压患者治疗中不可或缺的一部分。

　　超重患者体重的减轻与血压降低具有清晰的剂量 - 反应关系。体重每减轻 1 kg，血压则会降低 1 mmHg。减轻 4.5 kg 则能使大部分超重人群的血压有所降低。

　　钠的摄入减少能够降低高血压。钠摄入量与血压之间存在清晰的剂量 - 反应关系。目前研究发现，将钠的摄入量减少到 1500 ~ 2300 mg/d，能够获得最大的健康收益。

　　如果饮食中钾的摄入量在 3500 ~ 4700 mg/d（建议 4 ~ 5 份水果和蔬菜），能够更好地控制血压。

　　酒精的直接作用是舒张血管，饮酒的益处或者危害与摄入的量相关。男性每日摄入小于 2 杯酒，女性每日摄入小于 1 杯酒，可以使血压降低 2 ~ 4 mmHg。然而，血液中持续的高浓度酒精可导致血压升高。因此，建议适度饮酒。

　　咖啡因的升压作用是由于外周血管阻力升高引起。摄入单剂量咖啡因 200 mg 不太可能引起血压升高。DGA 建议每日摄入量不超过 400 mg。

■ 糖尿病

　　生活方式干预是 2 型糖尿病预防、治疗和管理的基础，包括营养疗法、运动、减肥和使用降糖药物。营养师应尽早开展医学营养治疗。在糖尿病患者的生活中，健康的膳食选择和份量控制极为重要，必须持之以恒地进行生活方式的干预。

血糖控制的目标是维持最佳血糖水平，每餐膳食中的营养素比例应个体化且均衡，以满足代谢目标和个人偏好。精制谷物、含糖饮料和加工肉制品的高摄入量均与 2 型糖尿病的风险显著相关。MEDIT 饮食和 DASH 计划具有预防 2 型糖尿病的巨大潜力。

目前，还没有绝对推荐的糖、蛋白质和脂肪膳食组合来治疗和预防 2 型糖尿病。较低的糖类摄入量更有利于控制血糖、血脂和更高的高密度脂蛋白。如果患者正在使用胰岛素，应该考虑膳食中的糖类摄入量与胰岛素的剂量相匹配。膳食纤维高的食物可以降低血糖，而蛋白质对血糖没有影响。

- 心力衰竭

钠摄入量小于 2300 mg 的 DASH 饮食或者低钠的 MEDIT 饮食证明有利于控制心力衰竭。心力衰竭的早期阶段应该限制钠的摄入，而心力衰竭的晚期阶段严格限制钠的摄入获益较少。

心血管疾病患者的康复

总论

2016 年的一项针对全国医院心脏康复工作现状的调查共纳入 124 家三甲医院，结果显示仅有 30 家（24%）医院开展了心脏康复服务，平均 1 亿人口仅有 2.2 家医院能开展心脏康复。在完成 36 项调查的 13 家开展心脏康复的医院中，有 3 家（23%）开展了院内 I 期康复，3 家（23%）开展了 II 期康复，7 家（54%）同时开展了 I 期和 II 期康复。

心脏康复这一项医学监督计划，旨在帮助患者在心脏病发作后进行康复并减少未来心脏问题。研究表明，心脏康复后许多患者的生活质量得到改善，力量和耐力增加，更有活力，更享受生活，更加有幸福感。大多数不同类型的心血管疾病患者均适合参与心脏康复。坚持康复计划的患者也显著降低了再次罹患严重心脏病的可能性。这些项目通常包括 4 个部分：医学评估、体育锻炼、生活方式改变和社会支持。

在制定康复计划前，医疗团队会查看评估以下内容：整体健康状态、身体失能受限部位、心血管疾病以及其他风险因素。根据总体的评估结果，医疗人员会和患者讨论制定合适的康复计划。

在执行心脏康复计划中，患者需要坚持，并与医疗团队讨论可能的困难，寻找最适合的解决方案。无论患者年龄多大，都需要坚持康复。

锻炼： 每天锻炼是心脏健康的目标。医疗团队会评估患者锻炼能力并根据需要制定锻炼计划，找到有氧运动和力量训练的正确组合。计划缓慢开始，随着耐力逐步增加。

生活方式的改变：医疗团队会根据患者的既往的危险因素制定更健康的生活方式目标，这是成功进行心脏康复的关键。医疗团队会对饮食、如何戒烟，以及控制锻炼恢复过程中出现的疼痛和疲劳进行指导。

社会支持：从严重心脏事件中康复是一个团队的努力，家人、朋友、社交活动等各方面的支持有助于患者能够保持良好的心态，重新回归社会。

下面对各类疾病的患者的康复进行叙述。

血运重建患者的康复

2013 年中国第五次卫生服务调查显示，15 岁及以上人群冠心病的患病率为 10.2‰，60 岁以上人群为 27.8‰。与 2008 年第四次调查数据相比（7.7‰），总患病率升高。2013 年中国 15 岁及以上人群冠心病的患病人数为 1 140 万人，比 2008 年第四次国家卫生服务调查的全年龄段冠心病患病人数增加了约 108 万。

China PEACE 分析了中国 31 个省、自治区、直辖市随机抽样确定的 162 家二、三级医院的 13 815 份住院病历，发现 2001—2011 年，全国每 10 万人中，因 ST 段抬高型心肌梗死（STEMI）住院的患者人数逐年增加。按自然人口数估计，STEMI 住院率从 2001 年的 3.7 /10 万增高至 2006 年的 8.1/10 万和 2011 年的 15.8/10 万。

根据医院质量监测系统（HQMS）中开展 CVD 诊疗的 1 910 家三级公立医院（占全国三级公立医院数的 79.5%）和 2 124 家二级公立医院（占全国二级公立医院数的 35.9%）的 10 259 521 例 CVD 相关住院患者病案首页数据（不含军队、中医类医院），2020 年中国 PCI 治疗的患者为 1 014 266 例。

全国 87 家心脏中心参加的中国心脏外科注册研究（CCSR）数据显示：2013—2016 年，共有 56 776 例患者接受冠状动脉旁路移植术（CABG）治疗，CABG 术后总的院内死亡率为 2.1%。

虽然国家花了很大气力提高心肌梗死的治疗，但该病的发病率和死亡率仍然很高。

多项研究表明，心肌梗死后行心脏康复治疗的患者可以降低发病率和死亡率，可以降低心血管事件后一年内再次住院率，提高患者生活质量，促使其重返工作岗位，且心脏康复参与越多，获益越明显。

对于所有行 PCI 或者冠脉搭桥的心肌梗死患者，行心脏康复是冠心病治疗指南的重要推荐。但遗憾的是，目前很少有患者能够参与心脏康复，且开始心脏康复的平均等待时间较长。开始参与心脏康复的等待时间越长，患者的心肺健康、体脂的百分比、静息心率的改善程度就越低。

目前有多种血运重建方式可以运用于冠心病患者的治疗，包括 PCI 术、传统开胸的冠脉搭桥术、微创冠脉搭桥术以及基于 PCI/ 冠脉搭桥术的杂交手术。

大约 60% 的急性冠脉综合征患者需要接受 PCI 治疗，对于 ST 段抬高性心肌梗死患者，如果可以在 90 ~ 120 分钟（从进入急诊室到球囊扩张）内接受治疗的，则首选 PCI 治疗。单根血管病变的稳定性心绞痛患者如果接受最大程度的药物治疗情况下，仍然有胸闷气促等表现，则需要进行 PCI 治疗。多根血管病变的冠心病患者可以选择 PCI 术或者冠脉搭桥术。

患者在考虑 PCI 术和冠脉搭桥术时，需要考虑如下几点：PCI 术患者恢复较快；对于多支血管病变和复杂病变患者来讲，冠脉搭桥术相较于 PCI 术疗效更持久，再次接受治疗的概率较小；同时患有糖尿病的多根血管病变患者，冠脉搭桥的长期死亡率低于 PCI；冠脉搭桥术后卒中和房颤的发生率高；冠脉搭桥术相较于 PCI 术的生存优势大概需要 5 年才能体现出来；左侧乳内动脉至左前降支能够最大程度地保护心肌，比静脉桥血管发生粥样硬化可能性低。

专家建议，冠心病患者在进行心脏康复前需要进行症状限制性运动试验，用来明确患者的基线健康水平，确定运动时可以达到的最大心率。但对于大多数病情稳定的患者并不需要进行症状限制性运动试验。基于症状限制性运动试验或者初次运动评估结果，结合患者要求达到的康复目标，制定个性化的运动处方（有氧和抗阻训练）。

接受 PCI 或者冠脉搭桥的冠心病患者尽早接受心脏康复是安全的，且能够改善预后。心肌梗死后出院 1 周内即开始参与心脏康复并持续 6 个月，可以观察到最大程度的心脏功能改善。心肌梗死后左心功能不全的患者，较早进行运动训练是安全的，6 个月运动训练期间并没有发生不良事件，且有利于改善心脏重构。对于左心重构的患者，每推迟 1 周接受心脏康复则需要额外 1 个月的运动才能达到相同的获益水平。

开胸心脏手术早期与晚期进行心脏康复的患者的感染率相似，不良事件少见，且不良事件无需进行紧急处理。

参与心脏康复前需要明确患者是否经历过完全或者不完全的血管重建手术，以对患者风险状况和相关临床症状进行全面评估。这些信息通常记录在患者导管报告、手术记录和出院小结中。完全血管重建是指所有血流动力学显著改变的冠脉病变都得到血运重建。因为冠脉解剖复杂、弥漫性冠心病及小血管病，不完全性血管重建更常见。不完全血管重建在运动过程中可能出现残留心肌缺血，但这不是运动的禁忌症。即便需要第二次处理的冠脉病变，等待期间进行心脏康复仍然是安全的，且耐受性好。在运动耐力及需要紧急干预方面，完全和不完全血运重建两组之间并无显著差异。

■ 接受 PCI 术的患者心脏康复注意事项有哪些？

从 1977 年引入经皮冠脉球囊成形术以来，PCI 术经历了很大的变化。与裸支架和第一代药物洗脱支架相比，新一代药物洗脱支架血栓形成率低，再狭窄率更低，并且降低再次血运重建的发生率。PCI 手术的血管通路通常是股动脉或者桡动脉。经桡动脉通路越来越受欢迎，当今大约 1/3 的患者经桡动脉行 PCI 术。桡动脉入路的优势是出血少，恢复快。在执行心脏康复时，工作人员要确保桡动脉 / 股动脉穿刺点已经正常愈合，才可以考虑让患者使用手臂 / 下肢进行有氧和负重训练。此外，工作人员应确认患者正在接受抗血小板治疗。

■ 冠脉搭桥术后患者的心脏康复注意事项有哪些？

传统的冠脉搭桥需要进行正中胸骨切开，使用乳内动脉或者大隐静脉作为桥血管将血液输送到病变的远端。桡动脉或者胃上的动脉也可以作为桥血管。大隐静脉可能会发生内膜纤维化和粥样硬化。冠脉搭桥术后第 1 年高达 25% 的静脉桥血管会发生闭塞，搭桥术后 10 年大概只有 50% 的静脉保持通畅。乳内动脉的 10 年通畅率 > 90%，乳内动脉桥接前降支可以降低患者晚期心肌梗死的发生率、住院率、再手术率以及心绞痛的发生率。

微创冠脉搭桥避免正中胸骨切开，通过左侧肋骨之间的小切口进行心脏手术，具有出血少、住院时间短、恢复快的优势。通常这些患者在住院期间就应开始针对日常生活能力进行训练，并在出院后两周内尽早进行心脏康复。

住院期间，冠脉搭桥术后的患者需要进行体力活动，如早期行走和关节活动度的训练，避免卧床带来的不利影响，如肢体运动能力的下降和血栓栓塞并发症。无并发症的患者每天多次下床活动对康复至关重要，老年患者或者有合并症的患者需要在术后进行持续性的康复，接受物理疗法，以提高耐力、力量、平衡和认知情况。

- 胸骨并发症如何预防和康复？

一般来讲，常见的冠脉搭桥术通过胸骨正中劈开进行。正中胸骨劈开后，近50%的患者可出现持续性的胸壁疼痛。大多数患者的胸骨可在冠脉搭桥术后6~10周愈合，且足够稳定。正中胸骨劈开术后的胸骨并发症可能包括感染、骨不连和骨不稳定。胸骨并发症的发生率为1%~8%。胸骨不稳定是指骨折或者钢丝断裂使得胸骨异常运动。胸骨不稳定与纵膈感染发生密切相关。因为有些危险因素可能会增加胸骨不稳定的风险，所以对心脏康复的患者需要风险评估，并在心脏康复过程中常规监测评估胸痛和不适。

表九：胸骨伤口并发症的危险因素

主要危险因素	次要危险因素
肥胖	骨质疏松症/胸骨厚度减少
慢性阻塞性肺病	ICU住院时间长
双侧乳内动脉	肾功能受损
糖尿病	免疫功能低下
二次开胸	再发心肌梗死
输血多	意外的正中胸骨劈开手术
机械通气时间长	急诊手术
吸烟	感染性休克
乳房较大	左室功能下降

对于胸骨劈开的患者，一般建议出院前限制上肢的负重运动。一般建议 2～3 个月内上肢不要提拿超过 2.2～4.5 kg 的重物，避免卧推、直臂夹胸训练和拉倒卧推。

除了评估胸骨稳定性外，还需要对静脉取材部位的伤口愈合情况进行评估。伤口感染的迹象包括发红、肿胀和渗出引流多。伤口感染的患者需要换药。由于早期大隐静脉移植的患者可能会出现再次心肌梗死，因此心脏康复过程中需要警惕患者出现心绞痛症状、运动不耐受等现象。

冠脉搭桥术后还经常会出现心律失常。冠脉搭桥术后最常见的并发症之一就是房颤。20%～40% 的患者术后可发生房颤，一般在术后第 2 天即可发生。术后前 4 天，房颤的发生率可达 70%，但部分患者在术后 6 周还会发生房颤。复杂的心律失常和新发房颤应立即向主诊医生报告。

术后的最初几周内可能会发生胸腔积液和心包积液，与术后炎症相关。早期心脏康复过程中可通过观察患者运动能力下降、胸闷不适、呼吸困难等迹象，提示胸腔积液和心包积液。如果观察有这些迹象，则立刻向主诊医生汇报。

心脏瓣膜置换和修复手术

心脏瓣膜病是个全球性的健康问题，且发病率仍在增长，预计到 2030 年因心脏瓣膜病而住院的患者将大幅度增加。每年心脏瓣膜病的发病率约为 63.9/10 万，其中主动脉狭窄的发病率最高，约占所有瓣膜病的 50%，其次是二尖瓣关闭不全和主动脉瓣关闭不全。全球每年估计有 28 万例瓣膜植入术。

心脏瓣膜病包括瓣膜狭窄或者关闭不全。处于高压环境中的左心系统的瓣膜（主动脉瓣和二尖瓣）发生病变需要治疗的概率明显高于处于低压环境中的右心系统瓣膜（肺动脉瓣和三尖瓣）。

心脏瓣膜病的治疗包括外科手术和导管介入治疗。外科手术治疗一般指需要切开胸骨的开胸手术，而导管介入治疗则是经皮途径。瓣膜的治疗包括瓣膜成形术和用假体进行瓣膜置换术。瓣膜成形术将瓣环收紧恢复瓣膜功能。对合并症、年龄、瓣膜功能状态、器官功能状态进行评估，决定采取何种治疗方式。

美国心肺康复协会和欧洲指南推荐对于心脏瓣膜置换／成形术后的患者进行康复治疗。瓣膜手术后的随访计划包括如下方面。

心脏超声：一般应在术后 4 ~ 6 周进行心脏超声评价，这是随访计划的重要组成部分。心超会评估人工瓣膜的功能，评判有无瓣膜狭窄、反流或者瓣周漏。心超还会评估心包和胸腔是否有积液。此外，还可以评估左心功能、左心重构的变化以及射血分数。

临床症状的评估监测：瓣膜术后症状监测有助于发现术后心力衰竭、瓣周漏、贫血、感染和积液。必要时，还需要监测血红蛋白、低密度脂蛋白、网织红细胞、胆红素以及糖化血红蛋白和胆固醇水平。

药物使用：心脏瓣膜病后抗凝药物的使用管理是非常重要的。过多或者过少的华法林使用都会导致灾难性的并发症。

心内膜炎的预防：预防人工瓣膜发生感染导致心内膜炎特别重要，因此这些患者在接受治疗前都必须要考虑使用抗生素或者其他预防措施，特别是牙科手术或者出现不明原因发热时。

活动：瓣膜术后的运动和训练与搭桥术后类似，先对于一些重要的临床情况，特别是心包积液、胸腔积液、恶性心律失常、心力衰竭妥善评估处理后，进行限制性运动评估，而后逐步增加运动量。由于疾病的原因，有些患者在瓣膜处理前体力活动可能就被限制了很久，导致这些患者在术后运动能力较差。因此他们的运动锻炼方案起始阶段应该缓慢地进阶。每周应进行三次中到高强度的运动，使心率达到上限的 40% ~ 80%。术后早期就应该进行下肢的有氧运动和抗阻训练。对于开胸手术的患者需要避免上肢运动，直至胸骨稳定且无伤口愈合的问题，通常需要 6 ~ 10 周的时间。

危险因素的管理：接受心脏瓣膜手术的患者术后应注意降低心血管病的风险因素（血脂、血压、血糖、吸烟、饮酒、饮食）等，相关的管理内容如前面章节所述。大约 25% 的患者在瓣膜术后可能会出现焦虑抑郁，会影响症状监测、药物使用以及体力活动等的依从性。应该在随访期间考虑监测和筛查这些情况。

未对瓣膜处理的患者的随访：在某些环境下，有些患者未接受对瓣膜进行处理。需要对症状进行监测，任何症状的加重都可能提示着瓣膜疾病的恶化。有些瓣膜疾病是不能进行康复的。严重主动脉瓣狭窄是心脏康复的绝对禁忌症。轻度主动脉瓣狭窄可以进行运动，但运动过程中出现呼吸困难、心绞痛和晕厥则需要及时终止。运动训练强度应控制在诱发症状的阈值以下。严重的主动脉瓣和二尖瓣反流是体力活动的禁忌证。二尖瓣狭窄的患者，其运动强度应设置在预计运动能力的 75% 以下。

其他：马凡综合征患者应禁止进行阻力训练。合并主动脉疾病的患者（例如主动脉瘤，包括手术处理和仍在临床观察中）应避免进行阻力训练和高强度的锻炼。

心律失常

心律失常是指心脏的节律异常，也被称为"心律不齐"。既往有心律失常病史的，在心脏康复过程中也会出现心律失常。心律失常的症状因人而异。虽然心脏康复过程中很少发生危及生命的心律失常，但识别非常重要。

表十：常见的心律失常

良性	潜在的可能有害的
房性早搏	快房颤、房扑（心室率大于 110 次 / 分）
单发室性早搏	有症状的心动过缓（心室率小于 50 次 / 分）
房颤或者房扑（心室率小于 110 次 / 分）	有症状的或者高度的房室传导阻滞（二度 II 型或者完全性心脏传导阻滞）
阵发性室上性心动过速	室性心动过速
轻度心动过缓	室颤
一度房室传导阻滞、无症状的二度 I 型房室传导阻滞	

表十一：心律失常的症状

稳定症状	不稳定症状
心悸	低血压
眩晕或者头晕	晕厥、意识丧失
呼吸急促	心力衰竭
胸痛	心脏骤停

对于确诊心律失常的患者，运动强度应该因人而异。运动强度可能与心律失常的出现相关，一些心律失常随着运动强度增加而减轻，而一些心律失常则随着运动强度的增加而增加。当患者出现潜在危险的心律失常或者不稳定症状的心律失常时，应终止运动。

房颤：当患者出现静息状态下的心率快速且不规则时，应考虑房颤。如果怀疑房颤，可以通过心电图确诊。治疗房颤有三个目标：第一个目标是通过药物来降低心室率来减轻症状；第二个目标是通过抗凝药来降低血栓栓塞的风险；第三个目标是管理心血管危险因素。房颤发生的危险因素包括：肥胖、高龄、高血压、心力衰竭、糖尿病、瓣膜病、甲亢和运动员。

　　目前治疗房颤的指南没有具体的关于运动训练的指导建议。房颤对于运动训练有着很大的影响。心房快速不规则的收缩导致心室心排量的减少，为了弥补心排量的减少，心室收缩的速率和收缩的不规则性也相应增加。对于已经确诊为房颤的患者规律且适度的体力活动能够增加运动耐力并使心室率得到控制。

　　房颤患者在运动训练之前，最好先进行症状限制性的运动耐力试验，有助于评估心肌缺血，识别体征和症状，建立运动训练强度的一般参数。关于房颤患者的运动训练方案多种多样，每位患者的运动处方都应该个体化。有研究提示，房颤患者的训练方案应包括每周 3 次以上中等强度有氧活动和阻力训练。运动时间应设置为 60 分钟。

　　由于房颤患者的心率不规则，因此只应用心率评估运动强度有一定问题。有氧训练时自感疲劳等级是评估运动强度的有效手段，中等强度（峰值运动能力的 70% ~ 85%）是必要的。

　　超重的房颤患者应建议减肥。为了有效减肥，建议将增加热量消耗作为制定运动处方的指标。高热量运动训练，比如在跑步机上进行较长时间的中等强度的步行，是一种耐受性良好，并具有减脂和改善多种心血管危险因素的有效策略。

　　对于房颤患者的抗阻训练，同样没有具体的指导指南。在进行抗阻训练时，需要结合专业知识酌情考虑。

起搏器： 心脏起搏器可以在心脏的一个或者多个心腔内装有导线，旨在保持适当的心率，提高心功能。双腔序贯起搏是最常见的起搏器类型，维持着心脏心房和心室收缩的正常顺序和时间。

对于新植入起搏器的患者而言，应该在植入后的第一个月内限制剧烈的上肢活动，以减少导线、电极脱落的风险。

植入式心律转复除颤器（ICD）： ICD 可以检测室性心动过速/心室颤动，并在发生室速/室颤时除颤。对于使用植入式心律转复除颤器的患者，研究表明开展运动训练是安全的，能够提高患者的运动能力。一般来讲，可以实践对 ICD 装置不构成损坏的低强度竞技运动。设计运动处方时应确保患者运动时的最快心率在 ICD 识别为房颤/室颤的心率阈值水平以下至少 10~15 次。

心脏再同步化治疗（CRT）： CRT 是晚期心力衰竭患者的辅助治疗方式。CRT 通过调节每个心室的电脉冲来维持左右心室收缩的同步性。CRT 可以改善患者的症状和生活治疗，降低了再住院率和死亡率。

有心脏植入设备的患者运动目标有很大差异，因此基线评估和治疗计划必须个性化。对于没有明显心律失常病史的低风险患者，可以不需要持续的心电监测。非持续性室性心律失常患者只需要经过有限次数的心电监测评估后，便可以开始一个非监测锻炼计划。而有严重心肌功能障碍、室性心律失常以及 ICD 植入患者，需要更长时间的心电监护。

在启动运动康复时，应该对患者进行基线评估，包括明确何种心律失常、心律失常导致的血流动力学后果、可能的刺激因素以及心律失常发作的潜在治疗。还应该了解心脏起搏器设计程序、ICD 设定心率、感知参数等详细资料。

表十二：常见心律失常和运动建议

心律失常	临床症状	康复建议
房早	无症状	无限制
病态窦房结综合征	无症状，停搏 <3 s，心率 >50 次 / 分并随活动增加	无限制
	有症状	医生评估和建议
	心脏起搏器	医生批准后可参加
室上性心律失常（房扑、房颤、室上速）	既往存在，无症状，静息心率 <100 次 / 分	医生批准后可参加
	首次发现，有症状，静息心率 <100 次 / 分	医生评估和建议
	电复律或者消融后	医生批准后可参加
频发室速	无症状或者运动后无恶化	医生批准后可参加
	有症状或运动后恶化	医生评估和建议
室性心动过速	稳定，无症状，持续发作 <10 次 / 分，单行性，心率 <150 次 / 分	医生批准后可参加
	首次发现，有症状，不稳定	医生评估和建议
	电复律或者消融后	3 个月后，医生批准后可参加
	ICD 植入后	恢复时间因人而异，医生批准后可参加
室颤	ICD 植入后	恢复时间因人而异，医生批准后可参加
一度房室传导阻滞	无症状，正常 QRS 波，PR 间期 <300 ms，运动时无恶化	无限制

心律失常	临床症状	康复建议
二度 I 型房室传导阻滞	无症状，正常 QRS 波，运动时无恶化	无限制
	运动后恶化或者有症状	医生评估和建议
	心脏起搏器	医生批准后可参加
二度 II 型房室传导阻滞或完全性房室传导阻滞	既往存在或首次发现	医生评估和建议
完全性右束支传导阻滞	无症状，运动后无房室传导阻滞，无室性心律失常	无限制
完全性左束支传导阻滞	无症状，运动后无房室传导阻滞，无室性心律失常	无限制

心力衰竭

心力衰竭是以心排血量减少、常常不能满足重要脏器和生理系统的代谢需求为特征的疾病。心力衰竭分为心室收缩（射血分数降低的心力衰竭，HFrEF）和心室舒张（射血分数正常的心力衰竭，HFpEF）受损。

心力衰竭的临床表现如下：呼吸困难和乏力；呼吸急促；夜间阵发性呼吸困难；端坐呼吸；外周水肿；肢端冰冷、苍白并可能出现发绀；近期体重增加；肝脏增大；颈静脉怒张；肺部湿啰音；窦性心动过速。其中2 个主要的特征是运动不耐受和体液潴留。

心力衰竭患者的运动能力下降 30% ~ 40%，主要是由于心脏、肺、外周血管、骨骼或者呼吸肌功能异常引起。

心力衰竭导致的功能障碍程度评定需要评估和观察症状和体征（如呼

吸困难、乏力、水肿）和功能状态（如散步、爬楼梯、日常活动）。可以用如下参数评估运动耐量，并在参与心脏康复项目之前、期间和之后都进行评估：6分钟步行试验中的步行距离，运动压力测试中的运动持续时间，心肺运动试验中测量 VO2 峰值，或者计算运动训练的代谢当量。

还可以采用一些心力衰竭特异性的调查问卷，如明尼苏达心力衰竭生活问卷，慢性心力衰竭问卷或者堪萨斯城心肌病问卷，以及针对一般健康状况的问卷，来评估患者动态生活质量和健康状况的变化。

下表中列出心力衰竭患者常见的安全、运动和教育策略。心脏康复专业人员、患者、家庭健康医护人员、主治医师和专科诊所需要建立起强有力的联系，共同促进患者的心脏健康。

表十三：心力衰竭患者的安全、运动和教育策略

安全	运动	教育
心力衰竭失代偿时需要终止运动	运动负荷试验尽可能包括代谢评估，谨慎地升级	教导患者识别症状和体征，每天称重
每次康复随访中，需要对患者进行全身检查	根据需要进行间歇运动，鼓励日常生活中负重训练，必要时在运动过程中应用心电监护和血压监测	营养改善：低钠饮食，心脏健康饮食
		药物治疗：常规的药物指导和依从性监测
		识别抑郁

心力衰竭患者有氧运动处方必须考虑到运动的强度、持续时间和频率。一般来说，运动持续时间和频率的目标水平分别是每次 20 ~ 60 分钟和每周 3 次。对于最初运动耐量非常差的患者，可以从间歇性运动开始，就是将一个连续 30 分钟的运动分成 3 次或者 4 次间歇运动，其中穿插着短暂的休息时间。在几周内，休息时间逐步减少，同时运动时间延长直至

完成连续的 30 分钟。不管如何选择，都要将运动的持续时间和频率增加到目标水平，然后才增加强度。

强度方面，最常见的方法是在储备心率的 40% ~ 80% 的范围内逐步增加运动强度，然后根据需要调整的强度，使自我疲劳等级在 12 ~ 15 之间。测量峰值心率可以安全地从极量症状限制性运动试验中获得。高强度（运动时心率设置为储备心率的 85% ~ 95%）的有氧间歇训练是一种提高患者运动耐力有效的替代方法。如果患者运动过程中不能舒适地进行口头交谈，则提示运动强度过大。

目前康复指南推荐射血分数降低的心力衰竭患者行抗阻训练，常规抗阻训练可以提高肌肉的力量和耐力，且不会对血流动力学或者左室功能产生不利影响。在抗阻训练项目开始之前，患者应该首先证明其能够坚持有氧训练。通过抗阻训练，肌肉强度和耐力经常增加超过 30%。抗阻训练需要以渐进的方式增加强度。例如，上半身负荷重量的强度应该在几个星期内逐步增加，从最大重复值的 40% 增加至 70%。下半身的负荷可以从最大重复值的 50% 开始，以类似的方法增加。

表十四：心力衰竭患者有氧运动和抗阻训练建议

训练类型	描述	强度	频率	持续时间
有氧训练	大肌肉群的运动	心率储备的 40% ~ 80%	每周至少 3 天，最好是大部分时间都进行	每次 20 ~ 60 分钟
抗阻训练	8 ~ 10 组肌肉的特定运动，包括伸缩绳、力量训练器、手持式重量训练，10 ~ 15 次重复为一组	臀部和下半身抬起重量为最大量的 50% ~ 70%，上半身抬起的重量为一次最大量的 40% ~ 70%	每周 2 ~ 3 天	每次 20 ~ 30 分钟，收缩要有节奏，以中速到慢速进行

外周动脉疾病

外周动脉疾病是动脉粥样硬化斑块引起的下肢动脉部分或者完全阻塞性疾病，导致下肢肌肉供氧和需氧失衡。间歇性跛行是标志性症状，表现为运动时下肢肌肉疼痛、不适、烧灼感或者痉挛，可随着休息而消失。小腿是最常见的疼痛部位，疼痛往往出现在近端狭窄或者闭塞的位置。足部的某些体征也可提示疾病的存在，如脚毛稀少和指甲营养不良。常见的危险因素包括吸烟和糖尿病。跛行患者往往久坐不动，从而其行走能力、机体功能和生活质量均有所下降。由于外周动脉疾病的患者发生心脑血管不良事件的风险较高，必须意识到锻炼潜在的风险和挑战。

在开始康复治疗之前，跛行患者应行基线评估以明确锻炼是否安全、外周血管疾病的严重程度。在制定运动方案时，需要考虑心脑血管疾病、糖尿病、关节炎及其他限制锻炼的疾病。下面简要介绍外周血管疾病的主要评估指标、测试程序及方案。

基于跑步机的步行能力评估：客观评估患者的行走能力是治疗外周血管疾病的第一步，并常伴心电图和血流动力学（如血压、指氧测定）评估。使用跑步机评估的主要步行能力指标是：跛行开始时间或者距离，最大步行时间或距离。

基于社区的步行能力评估：外周血管疾病最常用的功能学评估方法是6分钟步行试验。检查时患者在医院走廊中步行6分钟，然后标出步行距离。与跑步机测试不同的是，患者可根据需要中途停下来休息一会儿，但计时不中断。主要指标是跛行出现时的步行距离和总步行距离。

患者问卷评估：可以使用普通和疾病特异性问卷对外周血管疾病患

者生活质量和机能情况进行主观评估。最常见的问卷是医疗研究简表 36（SF-36）。

对于外周血管疾病患者来说，最好的治疗方法就是步行锻炼。步行可以改善患者的行走能力、整体功能、生活质量，且经济有效。

步行锻炼时应该从标准低强度热身开始，可由患者自行选择合适的运动方式，如跑步机／跑道行走、腿部功率车等。跑步机行走是最理想的方式。如果患者有任何步行禁忌症（例如平衡功能失调、足部创伤等），可以让患者以自定的速度行走，直到出现中度跛行。中度跛行发生的时间应在 5 ~ 10 分钟内。如果患者在 5 分钟内中止步行，则说明运动强度过大，应降低跑步机速度。相反，如果患者在出现中度跛行前能持续行走超过 10 分钟，则应加大锻炼强度。外周血管疾病患者更容易耐受坡度的增加，因此理想的锻炼坡度增加应该以 1% 或 2% 的增量逐步增加至 10%。达到 10% 的坡度后，速度应该从每小时 0.1 ~ 0.2 mph 增至 3 mph。当患者腿部不适达到目标水平时，可站着或者坐着休息一会儿，在腿部疼痛完全缓解后再恢复锻炼。锻炼疗程是每周 3 次，每次 30 ~ 45 分钟。对于那些最初不能坚持锻炼 30 分钟的患者，应逐步增加锻炼时间，直到他们能坚持 30 分钟，然后再增加锻炼坡度或者速度。

外周动脉疾病是一种动脉粥样硬化性疾病，治疗应以有氧锻炼为主。而抗阻训练对部分外周血管疾病的患者可能有所帮助，通常只是锻炼计划的补充成分。

慢性肺部疾病患者的康复

慢性阻塞性肺病是以用力呼气仍不能充分呼出肺泡内气体为特征的疾

病。早期症状包括气短、咳嗽或者喘息。随着疾病加重，远端气道和肺泡弹性减退引起肺部过度充气，患者逐步出现活动耐量的下降。哮喘是另一种阻塞性肺病，其特征是可逆的气流阻塞，通常是自行或者治疗后可逆性缓解。哮喘主要表现在气道高反应性、气流呼出受限及呼吸困难。患者常对某些过敏原敏感。部分哮喘患者病程延长会引起慢性气道疾病。

相当一部分患有心血管疾病的患者同时合并患有慢性阻塞性肺疾病（COPD）。COPD 是患者运动受限的原因。吸烟是引起这两种疾病的共同原因。最近研究发现，COPD 越严重，冠状动脉病变和钙化的程度就越严重。COPD 开始到患者出现明显的症状可能长达数十年，因此 COPD 的早期诊断变得很困难。

合并肺部疾病的患者可能出现胸闷气短，并伴咳嗽和（或）咳痰。在体检过程中还可能发现患者存在呼吸频率的增加，喘息，胸部膨隆，或者全身肌肉消瘦。COPD 的诊断依赖于肺功能的测定，肺功能测定在 COPD 的早期发现和诊断中起着重要作用。无论是阻塞性、限制性还是血管性肺部疾病，完整的肺功能测定（肺活量、肺容积、弥散功能）将有助于更全面地评定慢性肺部疾病的病变类型，也有助于评估疾病的进展以及对治疗的反应。除了肺功能，动脉血气、指末氧饱和度、胸部 X 线片、胸部 CT、心电图和心超都可以用来评估肺部疾病的类型和严重程度。

慢性肺部疾病患者可出现通气储备减少、死腔通气增加、低氧血症和呼吸频率增加。测定 FEV1 可用于确定运动高峰时的呼吸储备。此外还可以将 6 分钟步行或往返步行测试作为初始评估的一部分，测试期间的连续氧饱和度监测可揭示活动期间的氧饱和度降低。

限制性肺病是另一种慢性肺部疾病，可见于心血管病患者。这类疾病损害了患者的深呼吸能力，包括间质性肺纤维化、结节病、胸壁异常、神经肌肉疾病或者脊柱侧弯。

肺血管性疾病，如原发性肺动脉高压、慢性血栓栓塞性肺高压、静脉闭塞性疾病是另外一种可能存在的慢性肺部疾病。

慢性肺部疾病患者的最佳治疗方法包括药物治疗和非药物治疗。对于仍在吸烟的患者，戒烟应作为治疗管理过程中的第一步。对于 COPD 患者来说，有效的药物治疗是整个治疗的基础。患者应该正确使用吸入性支气管扩张剂，使用一种或者多种长效药物（如长效 β 受体激动剂或者长效抗胆碱能药物）较为经济，而短效的支气管扩张剂常用于抢救或者病情恶化时的强化治疗。吸入性糖皮质激素应作为反复恶化的严重 COPD 患者或者哮喘持续状态的后备治疗方案。

间质性肺病或者肺动脉高压患者需要用药物治疗。常见的治疗间质性肺纤维化的药物包括络氨酸激酶抑制剂。常见的治疗肺高压的药物包括前列腺素、内皮素受体拮抗剂、磷酸二酯酶 -5 抑制剂等。这些药物多数可以口服，有时需要静脉注射或者雾化吸入。对于静息或者运动性低氧血症的患者都应该给与氧疗。

肺功能康复是非药物治疗的基石。应指导每位患者实行呼吸训练技能（腹式呼吸）、能量保存措施和自我管理技术（如病情恶化的预防）。对于有慢性痰液产生和分泌物滞留的患者应该训练其体位引流、胸部理疗等技能。标准治疗方案也应包括接种流感和肺炎球菌疫苗。

标准的运动康复方案适用于大多数心血管疾病合并慢性肺部疾病的患者。慢性肺部疾病患者应将出现运动受限的症状作为终点制定运动康复方案。慢性肺病康复方案应该同时包括上肢和下肢的训练。慢性肺部患者通常出现上肢无力，方案中应包含针对性的上肢运动训练。

心血管药物的管理

如何正确服用心血管药物?

　　心脏病患者几乎都需要在医生指导下终身服用药物,这些药物几乎都是处方药。许多人不按照指导服用药物,会导致症状恶化甚至心脏病复发,对健康造成多种负面影响。

　　患者对服用药物会有些抗拒心理,了解如下这些问题可以更好地遵从医嘱。为什么开这些药?药物的商品名和通用名是什么?这些药有什么作用?怎么用?有什么不良反应?如何以及何时服用?需要服用多长时间?在哪里可以购买到这种药?服用这些药物时应避免哪些药物、食物、饮料和活动?某种药物可以替代目前正在服用的另一种药物吗?应该继续服用其他药物吗?如果服用时间搞错了,如何补救?在使用药物时,患者可以就这些事项向医生和药剂师咨询。

　　·**了解药物及其作用**:向医生了解为什么要给开这种药。

　　·**检查处方并确定服用方法是正确的**:与医生、护士和药剂师共同明确药物的名称和剂量,了解服药的时间和频率。

　　·**了解药品的通用名或者商品名**:同一种通用名的药物可能会有多种商品名,确保不同的商品名对应的是同一种药物。

　　·**仔细阅读药物说明书**:说明书中会提供关于药物之间、食物之间、饮料与药物之间的相互作用的信息,以及使用时应该注意的事项。

　　·**每次配药时都要检查处方**:有助于确保每次都得到正确的药物。如果药物看起来不一致,请咨询药剂师确保是正确的。

·**将药物存放在安全的地方：** 大多数药物需要存放在阴凉干燥的地方，避免阳光直射，并放在儿童和宠物接触不到的地方。而有些药物需要冷藏，需要放在冰箱里。

·**按时配药：** 保证自己有充足的药物供给，在流感／肺炎流行季节，需要给自己备足两周的药物供应量。

·**按时服药：** 如果一天中不同时间内需要服用多种药片，很容易就会遗忘。在手机上设置提醒或者用闹钟提醒每天按时服用药物是个好方法。

·**告知医生服用药物后的感受：** 如果感到不适但无法确定是否是药物的不良反应时，请告知医生。未经医生许可，切勿停止服用药物。

·如果正在旅行，请带上所需的药物，并请随身携带，不要放在托运的行李中。

·**制定一份最新的药物清单：** 在紧急情况下可以了解正在服用的药物。

表十五：一些常见心脏药物类别及其用途

抗凝药	降低血液的凝结能力，防止血块形成或者现有的血块变大
ACEI/ARB，沙坦类	放松血管、降低血压，减轻心脏负担
抗血小板药物	防止血小板凝结，减少血栓引起的心脏病和卒中发生概率，有助于保持支架通畅
β 受体阻滞剂	降压，抗心律失常，治疗心绞痛，减慢心率
钙离子阻滞剂	治疗高血压、心绞痛、减慢心率、减轻心脏负荷
地高辛	治疗心律失常和心力衰竭，增加心脏泵血功能，减慢心率
利尿剂	增加排尿，去除多余的水分和盐分，治疗高血压和心力衰竭
硝酸酯类	舒张血管，尤其是冠状动脉，增加心脏供血缓解心绞痛

（续表）

| PCSK9 抑制剂 | 提高肝脏清除低密度脂蛋白胆固醇的能力，降低血脂 |
| 他汀类 | 阻断肝脏制造胆固醇所需的物质来降低胆固醇 |

如何进行行为管理以利于心脏健康

心脏疾病患者为了控制危险因素，很有可能需要改变至少一种行为。行为的改变具有挑战性，甚至有时很难实施。心脏事件的幸存者大多都有焦虑、抑郁、愤怒和恐惧等负面情绪，直接影响到其正确认识和分析问题，以及成功实行行为管理的能力。对于开始进行心脏康复的患者，仅仅进行患者教育就想实行行为的持续改变，这是很难实现的。改变需要医患双方的共同努力，患者必须是执行计划的积极参与者。

本章的内容为健康管理的专业人员、患者和家属提供了可操作性的管理方法。行为的改变具有很大的挑战性，遵循本章节的步骤有助于医务工作者与患者合作，提高成功的可能性。本章所描述的方法来自于行为心理学的各个方面，包括强化理论、认知心理学以及跨理论模型。实施的方法也充分考虑到患者社会、身体和环境的各个方面。

在制定危险因素管理计划时，必须考虑到每个患者的具体特征，了解每个患者是否真正地将自己的行为视为整体康复的部分，是否真正地融入心脏康复中来。

总体而言，行为管理的计划和实施需要充分考虑到患者的认知、需求和环境，控制危险因素所需要的行为，制定与患者合作的行动计划，进行监控和给与惩罚奖励，根据实际对计划进行修改。

为了保证心脏康复的实施，如下流程可用于实践中。

步骤1：初步评估

为了最大限度地提高改变行为的成功率，心脏康复专业人员需要了解患者的相关信息。初步评估应该包括相关危险因素、环境以及患者对改变行为的想法和感受。

第一，确定待改正的行为。本书前述章节已经详细描述了危险因素的目标值。评估患者是否存在特定的危险因素，是否为了控制该危险因素所做出的行为。他们在抽烟吗？有无按照目标规则服药？

第二，患者的个性特征是什么？关注患者年龄、性别、教育和文化程度、种族、文化和语言上的特征，关注患者现有知识、学习能力等认知功能。

第三，患者的环境如何？环境可能会对行为产生显著的影响。通过提问，可以明确一个人所处的环境的潜在优势和劣势。可以了解一下患者周边有无一个非常关心患者健康并致力于提供支持帮助的配偶，有无阻碍患者进行行为改变的人（比如那些无意戒烟的朋友）。了解患者身处的地理环境，是否生活在一个拥有大量快餐店的地区。周边社区的步行能力将与减重相关。

第四，向患者了解他们对康复的理解，询问以前的行为经历，以及与行为改变相关的成功或者失败的经历。确定一个人生活中最重要的方面（比如重返工作岗位，不需要配偶的照顾），通过确定这些特定的目标和价值激发行为改变。

步骤2：患者教育

明确了患者的危险因素后，为了让患者改变行为，必须得让患者理解为什么得控制这些危险因素，充分了解健康风险，了解控制危险因素的成功或者失败带来的积极和不利的结果。

需要通过各种媒介手段，包括印刷材料、接地气的语言、电子传媒等，多方面地进行宣教。进行宣教后，测试反馈信息，确保患者及家属能够充分理解行为改变带来的影响。

步骤 3：评估患者行为改变的意愿

确定患者的危险因素后，评估患者的改变意愿非常重要。纠正行为的过程可以被分为 5 个有序的阶段。评估变化阶段有助于实施与患者相匹配的行为改变策略。

· 意向前期阶段。处于这一阶段的患者可能认为他们没有问题，或者行为不够严重。可能不了解不做改变的潜在后果，没有打算认真改变。也有可能过去改变不成功导致对于成功改变没有信心。在这一阶段，反复温和的劝说有助于患者意识到他们的信念和行为的缺失。使用宣传册、书籍、简报、视频和报纸文章等多种手段来引导患者。

· 意向阶段。这一阶段的患者在思考，但优柔寡断，缺乏制定行动计划的决心。在这个阶段，成本效益分析通常非常有用。帮助患者记下做出改变的成本（比如害怕失败、放弃喜欢的食物或者参加行动改变方案需要花费的时间），宣传行动改变的益处（比如改善健康状况或者功能）。

· 准备阶段。处于这一阶段的患者可能会制定一个行动计划，并朝行动的方向迈出步伐。

· 行动阶段。

· 维护阶段。健康的行为改变已连续成功维持 6 个月以上后就进入维护阶段。维护阶段是一项终生任务，不是阶段性的。在这一阶段，支持人员的重点任务是应对可能的变化。

步骤 4：明确参与行为改变面临的潜在困难

患者生活的许多方面都面临着阻碍他们努力改变的障碍。这些障碍可能来源于环境、社交、身体和心理。识别障碍后，可以与患者一起找出克服这些障碍的方法。

环境障碍。患者居住地可能不便于步行，可能生活在远离商铺，无法获得可靠的交通工具的地方。

社交障碍。患者周边的人可能没有良好健康的生活方式，患者的朋友聚会通常在一个吸烟喝酒为常态的环境中进行。患者周围的人可能没有人对散步等活动有兴趣。

身体障碍。如果患者患有严重的关节炎，则他们从事体力活动会受到限制。

心理障碍。患者有心理障碍，比如抑郁症，可能会纠结。对于这些患者，适当的心理治疗是非常重要的。

步骤5：制定计划

鼓励患者制定短期和长期的目标，从最高优先级以及最容易实现的目标开始实施。短期目标侧重于行为上的微小渐进变化，这些变化将为实现总体长期目标奠定基础。通过持续的危险因素的管理来实现最终目标。短期目标应该是可以实现的。通过体验短期目标的成功，最终实现长期目标。比如，长期目标是6个月内每周步行5天，每天步行30分钟；短期目标是本周步行3天，每天步行10分钟。

步骤6：提供平台

减少执行良性行动改变时的障碍，增加执行不良行为的障碍，与患者合作重塑环境，为患者提供良好的平台，有助于改变行为。比如，如果患者试图改善他们的饮食，可以让他们将不健康的食物从家里拿出来，从而减少不健康饮食。可以通过设定自动提醒来提高患者服药的依从性，约朋友一起散步来增加步行，宣布某些地方是无烟场所来支持戒烟，给患者建立病友联系。总体来说，深入了解患者的社会环境以帮助其塑造环境，提供患者以平台，督促行为改变。

步骤 7 ：监控和反馈

在行为改变的过程中，需要密切监控行为，以便使患者获得目标进展的反馈。应该鼓励患者进行自我健康监测。比如，利用纸笔、可穿戴设备、移动设备等进行自我监控。监控易于使用和回顾。比如说，监控体力活动时，给患者一个智能手机和活动跟踪器来监测步数。吸烟者记录下每天吸烟的数量。客观监测能够让患者看到自己的进展，且医疗工作人员能够根据监测数据，提供反馈并根据需要调整目标。

患者的锻炼的成绩要及时肯定。比如，一个患者通过监控记录看到自己刚开始在跑步机上只能走 5 分钟，现在能走 20 分钟；尝试戒烟的患者通过监控记录看到他们暴露于有害物质的减少速度。医务工作者应该告诉患者行为改变的短期和长期效果，帮助患者克服潜在的负面结果，从而获得积极长期的疗效。

步骤 8 ：奖励患者的努力和进步

患者最初的行动改变往往带来负面的后果。药物可能带来一些不良反应，体力活动可能会伴随疲劳和疼痛，戒烟会产生令人痛苦的戒断症状。近期的负面结果比未来的积极成果更为沉重。因此必须将最初的行为改变与积极的因素结合起来。

实现短期或者长期目标的奖励是强化坚持健康行为的关键。比如，可以让患者在听他们最喜欢的有声读物或者播客时必须运动作为奖励。奖励不一定很昂贵，需要与特定的里程碑式成就联系起来。比如，完成 1 周的锻炼目标或者连续 3 天不吸烟时，可以获得些小奖品。无论采用何种奖励形式，都需要让患者意识到改变行为可以得到回报的同时，内在能力也在增强。

步骤9：根据需要调整

行为改变中很可能出现行为中止。鼓励患者不要将这种行为中止看作失败，应该把它看作学习和尝试新策略的机会。无论出现困难的原因是什么，患者都需要确信自己没有做错什么，去调整计划或者寻找新的策略。

关于微创心脏外科的思考

当患者及家属听说需要做手术时，他们常常会有这样的疑问："手术刀口有多长？我这个毛病能用微创吗？"传统心脏外科手术往往采取纵劈胸骨的胸部正中切口，手术过程中常需要体外循环辅助，尽管保证了手术安全及治疗效果，但仍有创伤较大，术后胸廓稳定性较差，容易引起伤口开裂、感染等并发症，不够美观等情况。

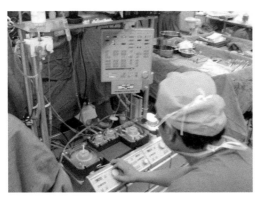

图中为体外循环机

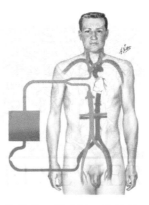

体外循环模式图。体外循环原理是将人体的静脉血引流至体外，经过体外循环机处理后再回输至人体

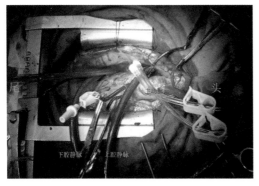

正中切口拟行心脏手术。图中是体外循环时心脏上的插管

随着心脏外科技术的发展及患者对生活质量要求的逐渐提高，微创心脏外科已受到越来越广泛的重视。目前对何谓"微创"

并无精确的定义，但应该明确的是，微创并不仅仅指更小更美观的切口，而通过减少对胸骨结构的破坏、简化甚至避免体外循环以减少病人肉体和精神的创伤，预防并发症的发生，加速患者康复等同样是微创心脏外科的重要内容。

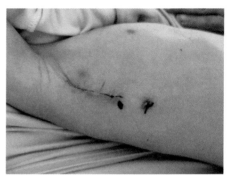

右侧胸部微创切口进行微创心脏手术

在心脏外科手术中，胸骨正中切开术几十年来一直是并且仍然是值得信赖的、完善的"金标准"进入途径。近年来，微创技术在心脏外科手术中的发展取得了重大进展。在胸外科手术中，视频辅助胸腔镜手术（VATS）已成为常态。然而，相比其他外科专业发展推动，微创心脏手术的发展还是比较缓慢。腔镜入路减少了手术创伤，并显著减少了并发症，加速患者康复——有很好的证据支持这一点。在心脏手术中，很少有前瞻性随机对照试验比较微创入路和标准胸骨切开术，而那些确实存在的试验大多样本量比较小，并且仅显示非劣效性。迄今为止，没有试验证明微创手术在降低死亡率上的优势。关于多指标调查的大多数文献是基于专业中心的观察性研究，这些研究引入了对积极结果的发表偏倚。因此，对于微创手术在治疗的安全性、结果和质量方面仍存在持续的争论。

为什么很难证明多指标集的优越性？其中一个原因是考虑"侵入性"。与普通外科手术不同，心脏外科手术的进入路径只是侵入性的一个很小的组成部分。体外循环（CPB）、主动脉阻断、心脏停跳、打开心室和手术结束排气的要求都是心脏手术后侵入性和并发症风险的重要因素，而不仅仅是切口的大小。这些在微创手术中都是相同的，也许应该更恰当地考虑最小接触而不是微创手术。此外，与开胸手术相比，胸骨正中切口是一个相对无痛的切口，慢性疼痛的发生率相对较低。另一个原因是，经过许多年发展和诸如外科医生和中心特定结果的发表等因素，心脏手术后的结果通常很好，这使得新技术很难在结果测量中证明优势。

由于上述这些因素，心脏外科微创技术似乎存在若干障碍：（1）手术在技术上要求较高，学习曲线较慢，通常没有标准化的培训方案；（2）大部分微创手术的数据表明，体外循环和缺血时间延长，特别是在未熟练之前；（3）所需设备和仪器的成本较高，并且没有任何可证明的降低死亡率的好处，也没有可重复的证据表明其他优势。

然而，其他外科微创手术的不断发展和患者的需求不断增加，而且与微创手术相关的美容效果是一个非常重要的因素，对部分的患者来说，减少疼痛和尽早恢复全部功能是主要的动机。与医学的所有领域一样，患者的意愿必须是一个重要的考虑因素。毫无疑问，如果由经验丰富的医疗中心安全地向适当的患者提供微创手术方案对治疗是有益的。

尽管存在这些挑战，"最小通道"心脏手术的实践还是很普遍的，而且似乎越来越受欢迎。当然，重要的是要认识到心脏微创手术是一项多学科的努力，必须有一个支持团队，他们最好一起接受培训，一起总结经验。一个重要的组成部分是麻醉团队熟练的围术期评估和管理病人，特别是经食管超声心动图在指导手术的各个步骤（如插管定位）中极其重要。同样，在微创心脏外科中，术后疼痛的管理对于确保患者完全快速恢复至关重要。

可以非常清楚地看到，在当今时代，微创技术在心脏手术中发挥着巨大的作用，并且越来越受欢迎。就像大多数手术一样，由一个有能力的外科医生，通过正确的方法，在合适的患者身上进行正确的手术，会产生最好的结果。

心外科微创治疗方式

先天性心脏病

先天性心脏病是先天畸形中最常见的病种，在我国发病率约为 8‰。尽管目前尚无大范围、系统性的流行病学调查，综合各地报告，我国常见的先天性心脏病主要为房间隔缺损（Atrial septal defect, ASD）、室间隔缺损（Ventricular septal defect, VSD）、动脉导管未闭（Patent ductus, arteriosus, PDA）。大部分接受先天性心脏病手术的都是儿童，因此这部分患者及家属对于微创治疗的需求相对而言是最为迫切的。

1. ASD 及 VSD 的微创治疗：主要包括体外循环下小切口手术、介入封堵治疗及经胸封堵治疗 3 种方式。

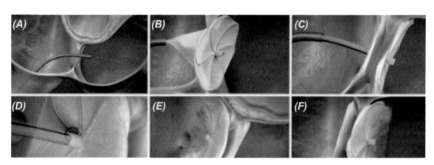

Gore 心形房间隔封堵器装置

1.1 体外循环下小切口手术主要包括右侧腋下及右胸前外侧小切口手术。这两种手术利用肋间隙进胸，切口小而隐蔽，不会影响胸骨发育，不容易导致切口感染，已成为小儿先天性心脏病治疗的常用术式。以上 2 种入路适用于各型 ASD，对膜部及膜周部 VSD 也能显露满意，但对干下型及合并右室流出道狭窄的 VSD 显露不佳，因此不建议用于干下型及合并右室流出道狭窄的 VSD。术后常见并发症为右肺不张，经术中充分膨肺及术后仔细护理一般可以避免。

1.2 介入封堵治疗广泛应用于继发孔 ASD、膜周及肌部 VSD，是十分成熟的治疗手段。介入治疗无需开胸，无需体外循环，创伤小，住院时间短，恢复快，对解剖条件合适的患者可替代手术。当房、室间隔剩余边缘宽度、质地足够，缺损距离重要结构（如冠状静脉窦、房室瓣、主动脉瓣等）较远即可行介入封堵治疗。

1.3 经胸封堵治疗指外科医生通过小切口显露右心结构后在超声引导下经穿刺将封堵器送入缺损处。与介入封堵相比经胸封堵一方面能减少暴露在 X 线下的放射性损伤，另一方面可避免外周血管条件对封堵器型号的限制，拓宽了适应证，目前也得到了较为广泛的应用。

2. PDA 的微创治疗：主要包括小切口手术、介入封堵治疗 2 种方式。

2.1 小切口手术主要指左后外侧切口下 PDA 结扎 / 切断缝合，适用于无其他心内畸形、无严重肺动脉高压或双向分流的单纯 PDA，一般无需体外循环辅助，不破坏胸骨结构，创伤较小。

2.2 介入封堵治疗是 PDA 的首选治疗方法，除依赖 PDA 开放维持循环的心脏畸形、严重肺动脉高压、导管水平出现双向或右向左分流的患者外均可考虑介入封堵。如导管直径较粗，使用较大封堵器后可能出现溶血及血小板减少，但及时使用激素冲击及输血一般均可治愈。

心脏瓣膜病

1.主动脉瓣疾病的微创治疗：主要包括胸骨上段及胸骨旁小切口主动脉瓣手术、胸腔镜辅助主动脉瓣手术，以及经导管主动脉瓣置换术（TAVI）。

微创主动脉瓣置换术（MIAVR）治疗主动脉瓣疾病是安全有效的。迄今为止，这些入路的主要优点是手术创伤小、并发症发生率低、恢复快。这使得这种方法也成为体弱患者（肥胖、老年、慢性阻塞性肺疾病）的一个有吸引力的选择。微创技术的标准化，以及术前检查和术中、术后麻醉护理的实施，改善了手术效果，减少了手术次数。此外，手术技术的改进和新设备的引入，如无缝线和快速植入（SURD）瓣膜，有助于实现与传统手术相当的结果。

经导管技术在主动脉瓣疾病的治疗中越来越重要，在低危患者的治疗中也是如此。因此，外科医生今后应该在进一步减少手术创伤方面做出新的努力，甚至从其他学科中汲取灵感。

在发达国家，由于预期寿命的增加，退行性主动脉瓣病变是最常见的心血管疾病，其发病率随着人口年龄的增长而增加，我国也有类似的趋势。目前，全胸骨切开主动脉瓣置换术（AVR）是"金标准"治疗方法。但是，随着经导管主动脉瓣置换术的蓬勃开展，心脏外科必须迎接手术创伤最小化的挑战，促进手术通路的微创化。微创主动脉手术的优点不仅在于皮肤切口小，美观效果好，而且可以减少手术创伤，降低并发症发生率和减少出血量，缩短恢复时间，即使对于身体虚弱和年龄较大的患者也是如此。

最早微创心脏手术（MICS）定义为"任何没有完全胸骨切开和心肺

机（CPB）支持的手术"。2008 年，美国心脏协会（AHA）在一份科学声明中将 MICS 定义为"不包括传统的全胸骨切开术的胸壁小切口"。我们认为，AHA 的定义更好地描述了"微创心脏手术"的"概念和理念"，其目标是减少手术的侵入程度，而不是特定的手术。

微创入路需要精确的术前准备，因为与传统 AVR 相比，这些手术计划的关键因素仍然是安全性和良好的预后。术前必须对患者进行仔细的评估，因为在计划微创主动脉瓣置换（MIAVR）时必须考虑一些先前存在的疾病，如胸部畸形、严重主动脉钙化、外周和脑血管疾病、阻塞性肺病、既往心脏或胸外科手术和胸壁照射。胸部 CT 在规划 MIAVR 时特别有用，通过这项检查，我们可以收集更多关于胸壁、肺和气道解剖以及纵隔和大血管位置的信息。存在横膈抬高明显、极度漏斗胸（Haller 指数 > 3.2，即与最大横径的比值和最窄的前后径）或胸腔粘连则建议采用常规开胸方法。在既往接受过心脏手术或胸部放疗的患者中，胸部 CT 可以确定胸骨后与右心室之间的距离，对于既往的冠状动脉手术（CABG），建议用增强 CT 来明确桥血管的位置，部分胸骨切开术可能在技术上要求很高。

上段胸骨劈开和右胸小切口均可直接升主动脉插管，保证血流顺行，有利于脑灌注。然而，升主动脉前壁钙化可能不利于直接主动脉插管，在主动脉扩张明显的情况下也应避免主动脉插管。外周动静脉插管是建立体外循环（CPB）的替代策略，然而，逆行动脉血流可能有引起脑栓塞的潜在风险，应采取一些预防措施来降低这种风险，例如：多普勒股血管超声检查有助于测量血管尺寸，以确定确保正确血流的最小导管尺寸。另外，插管也不能太小，因为压力过大可引起溶血或夹层。此外，超声可显示血管钙化或狭窄的存在，这可能导致逆行夹层或逆行栓塞。如果股动脉和升主动脉由于严重钙化而不适合插管，右腋动脉是一个可行的选择，但在

MIAVR 中不常规使用。

目前，胸骨切开术（MS）和右前胸切开术（RAT）是治疗 MIAVR 的首选入路。其他微创手术入路是胸骨横切术和从第二到第四肋软骨的右胸骨旁入路。

1.1 胸骨上段小切口主动脉瓣手术：切口长度一般为 5~8cm，由胸骨角至第 3、4 肋间，"J" 形切开胸骨。在 MS 入路中，通常会保留右胸内动脉。在这种手术环境中，通常采用中央主动脉插管，但插管部位应尽可能远端，以提供广阔的工作空间。静脉引流可以通过外周静脉插管或通过右心房中心静脉插管来实现。此术式创伤小，对胸骨破坏较轻，其手术并发症率及死亡率与传统术式相近，但在减轻术后疼痛、缩短呼吸机辅助时间、减少输血量及降低感染率方面有明显优势，是目前主动脉瓣微创手术主要的术式。

1.2 胸骨旁小切口主动脉瓣手术：与胸骨上段小切口相比，此术式最大的优点是保持了胸骨的完整性，但对于肥胖、肋间隙过窄、胸腔过深的患者术野显露较困难；同时，该术式必需经外周插管建立体外循环，对外周血管条件有一定要求，适用范围相对较窄。

1.3 胸腔镜辅助主动脉瓣手术：与其余器官的腔镜手术有所不同，由于主动脉切口缝合风险较大，推结器打结技术要求较高，目前使用胸腔镜进行主动脉瓣手术时主要发挥其显露及改善视野的优势，手术操作仍依靠右前外侧切口进行。

1.4 TAVI：一般指经心尖或股动脉将人工瓣膜输送至主动脉瓣处实现瓣膜置换。主要目标人群是基础条件较差、难以耐受手术的患者，自 2002 年至今全球已开展 TAVI 手术 15 万例，国内外多项研究已充分证明其有效性和安全性。尽管受限于材料技术，目前部分情况如主动脉瓣重度

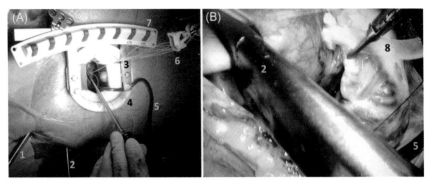

胸腔镜辅助右前小切口微创主动脉瓣置换术

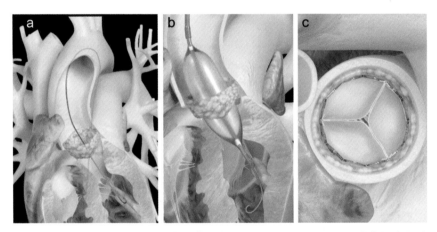

TAVI 手术模式图。a 图显示将导丝跨过钙化的主动脉瓣；b 图显示球囊扩张主动脉瓣；c 图显示植入主动脉生物瓣

反流、严重钙化等并不适用 TAVI，但总体来看作为无需体外循环的微创手术其前景依旧广阔。

　　2. 二尖瓣疾病的微创治疗

　　由于多种因素，人们对微创技术在心脏手术中的应用有着相当大的需求，包括减少手术创伤、提升患者的美容效果和满意度。微创技术的飞速发展得益于这些手术能够安全进行的专用仪器的开发。微创二尖瓣手术（MIMVS）已经进行了20余年，与标准胸骨切开术相比，它具有多种益处，包括更好的美容效果、加快术后恢复、减轻疼痛提高患者满意度，最重要的是，在质量和安全性方面具有同等的临床结果。微创二尖瓣手术可能对某些特定的患者特别有益，例如单纯接受二尖瓣置换的患者。在考虑制定MIMVS计划时，对于任何新技术，引入该计划的团队方法至关重要。手术方法主要包括右胸小切口二尖瓣手术、胸腔镜辅助二尖瓣手术、机器人辅助二尖瓣手术、经皮球囊成形（PBMV）、经导管修复／置换手术。

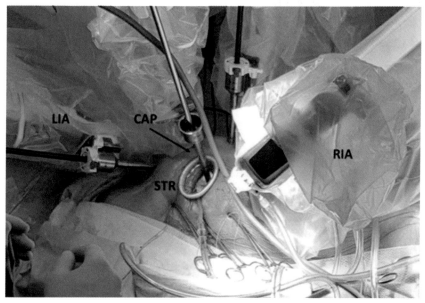

通过小切口进行的机器人二尖瓣手术

在微创二尖瓣手术中，患者的选择至关重要。在项目和技能发展的早期阶段尤其如此。外科医生常会从并发症最少、解剖上可简单修复的二尖瓣疾病的患者开始。与标准方法相比，微创手术的技术路线往往差异很大。这些技能与独特的学习曲线有关——有人提出了估计 100 例手术程序来达到熟练程度。应仔细考虑患有严重合并症或心功能受损的患者，因为该手术可能比标准胸骨切开术耗时更长，这对患者来说是不利的。患者的体型是重要的考虑因素，肥胖患者可能对实现有效的外周体外循环构成挑战，胸壁畸形可能影响手术切口的暴露。既往进行过右侧胸廓手术或放射治疗的患者，应避免右胸的微创切口，这些患者右侧胸腔可能有严重的粘连。鉴于体外循环的外周血管的插管要求，有必要评估外周血管疾病的存在和外周血管的内径。因此，为了评估主动脉粥样硬化、动脉瘤或夹层，以及提供有关胸部解剖结构的信息（例如，膈肌抬高、最佳肋间通路），通常需要使用胸部增强 CT 进行术前评估。

此外，微创二尖瓣手术对于某类患者来说可能是一种有益的方法，在二尖瓣再手术中发挥作用。另一类适合微创手术的群体是那些被认为是常规手术"高风险"的患者，包括感染性心内膜炎、既往心脏手术和年龄 ＞ 75 岁的患者。

2.1 右胸小切口二尖瓣手术：是微创二尖瓣手术最常用的方法。一般经右侧第 4 肋间经乳房下缘做胸骨旁至腋中线弧形切口，长度 7 ~ 10 cm，另可由第 2、第 3 或第 4 肋间做 1 ~ 2cm 辅助切口以放置阻断钳及牵引。此术式切口小，无需破坏胸骨，美容效果明显，出血少，并发症少，疼痛轻，恢复快，对各种类型的二尖瓣疾病均能取得较好的效果。右胸切口体外循环（CPB）的插管由于手术空间有限常使用不同的动静脉插管部位，其中最常见的是外周插管、动脉通路股动脉插管或者腋窝动脉插管，静脉引流通常是在经食管超声心动图引导下，将股静脉多级插管插至上腔静脉开口。对于 BMI 高的患者，可能需要额外的颈内静脉插管，以确保足够的静脉引流。股动脉插管存在逆行主动脉栓塞致脑血管意外的风险，这突出了术前血管评估的重要性。

微创手术中，可以使用顺行和逆行灌注心脏停搏液行心脏保护。微创开胸手术方法也使心脏的局部冷却难以实现，可以使用系统冷却作为替代方案。也可以使用长效停搏液，如 Del Nido 或 Custodiol 停搏液。

微创手术的切口和方法会带来一些额外的并发症，最突出的是肺损伤，尤其是在胸膜粘连的情况下，可能会发生肺损伤。这种损伤可能是由于机械创伤引起的，也可能是由于手术操作引起的热损伤或电损伤。单侧肺水肿发生概率较低，但是相对严重的并发症与术后死亡率增加相关，往往需要临时使用体外膜肺氧合进行支持。微创切口可能比常规正中胸骨劈开术带来更大的疼痛。术中疼痛控制策略包括通过限制切口大小和牵拉程度来最大限度地减少胸壁创伤，或尽可能避免肋骨扩张。较细的引流管可用于进一步减少肋间神经的压迫，减少疼痛。肋间和胸膜外神经阻滞也可以在术中使用。

对于任何微创技术，团队方法是至关重要的，让包括麻醉师和外科护士在内的多学科团队的所有成员参与进来很重要。MIMVS 在全球心脏外科的应用越来越普遍。目前，许多研究表明，在住院死亡率、二尖瓣反流复发或需要再次干预方面，MIMVS 早期和晚期的临床结果都是有利的。当然，这种手术有一个较长的学习曲线，MIMVS 有限的被区域手术范围带来了挑战，包括 CPB 和心肌保护技术。尽管存在一些技术缺陷，但就结果而言，MIMVS 仍与标准胸骨切开术相当。此外，MIMVS 与术后住院时间减少、输血需求减少、成本节约以及重要的患者满意度有关。

2.2 胸腔镜辅助二尖瓣手术：与胸腔镜辅助主动脉瓣手术类似，通过电视屏幕使得术野更广阔、显露更清晰、操作更简便，提高了手术的安全性。应用于各类复杂的二尖瓣成形手术也取得了良好的效果，前景广阔。

2.3 机器人辅助二尖瓣手术：指在第四代达芬奇机器人辅助下进行的二尖瓣手术。一般于腋前线第4肋间做4 cm的切口放入镜头并进行操作，分别于腋前线第2、6肋间打一直径0.7 cm小孔放入机器臂，胸骨右缘2 cm处第5肋间打一直径0.7 cm小孔放入专用拉钩，并于股动静脉插管进行体外循环。与传统术式相比，机器人手术切口小，恢复快，术后心功能及病人存活率等疗效指标无明显差异。但是，设备昂贵、操作复杂、学习曲线陡峭、手术时间延长等不利因素也制约了其进一步的发展。

2.4 PBMV：PBMV是治疗二尖瓣狭窄的有效方法，经房间隔穿刺将球囊送至狭窄瓣口处，膨胀球囊撕裂瓣膜粘连处以改善症状。对于瓣膜无明显钙化的年轻病人及不能耐受外科手术的高危病人尤为适用。但有狭窄再发及残留房间隔穿孔的风险。

2.5 经导管修复/置换手术：与传统开胸手术相比，经导管二尖瓣修复/置换术创伤小，安全性高，是解决难以耐受体外循环辅助开胸手术的重度二尖瓣反流患者治疗问题的利器。经导管修复技术主要包括"缘对缘"二尖瓣修复术（MitraClip）、二尖瓣环成形术（Cardioband）及人工腱索介入修复术（NeoChord）；置换技术主要包括Tendyne、Intrepid等介入瓣膜。其中最为成熟的MitraClip技术全球已应用超过10万例，治疗效果显著。

3.三尖瓣疾病的微创治疗

主要指右胸小切口三尖瓣手术及三尖瓣经导管介入技术（transcatheter tricuspid valve interventions，TTVI）。

3.1 右胸小切口三尖瓣手术：大部分需手术干预三尖瓣疾病的患者均有左心系统的手术既往史，胸骨完整性较差，组织广泛粘连，出血风险高。选择右胸小切口能够避免再次开胸的风险，减少损伤；同时，可在并行循环不停跳的情况下进行手术，缩短手术时间，有利于患者的恢复。

3.2 目前 TTVI 主要分为三大类，经皮瓣环成形系统、聚拢装置和瓣膜植入系统。经皮瓣环成形系统包括缝合系统（Trialign, TriCinch）及成形环系统（Cardioband, Milipede）。聚拢装置包括 TriClip 系统、Forma 系统及 Pascal 系统。瓣膜植入系统主要包括 Navigate 支架及 LUX-valve 系统。总体来说，TTVI 目前仍处于发展阶段，其安全性、有效性仍需大样本、多中心随机对照研究来进一步评估。

冠状动脉粥样硬化性心脏病

冠状动脉旁路移植术（CABG）是外科治疗冠心病的经典术式。但冠心病人多合并糖尿病、高血压等基础疾病，一般情况偏差，经正中切口行体外循环辅助下 CABG 存在对粥样硬化的主动脉进行插管、钳夹可能引起脑梗，取走乳内动脉后胸骨愈合缓慢等诸多影响患者预后的不利因素，这也推动着对微创冠脉旁路移植术的不断探索。较为成熟的微创术式主要有以下几个：非体外循环冠状动脉旁路移植术（OPCAB）、小切口直视冠状动脉旁路移植术（MIDCAB）及机器人冠状动脉旁路移植术。

微创冠状动脉搭桥术，即通过微创开胸切口对跳动的心脏进行冠状动脉搭桥手术（MIDCAB）。患者仰卧左胸略抬高，皮肤切口通常位于男性乳晕区域下方，女性则位于乳房下皮肤褶皱处，然后经第 4 肋间间隙进入胸腔。使用特殊的金属撑开器将胸前壁抬高以创造空间，直视下获取左乳内动脉和（或）右乳内动脉，可以同时获取额外的静脉或桡动脉移植物。通过这种微创切口，在跳动的心脏上直接进行移植物与冠状动脉的吻合，可使用传统的手术器械在直视下进行。使用冠脉稳定器固定目标血管，可以完成单根或者多根冠脉桥血管的吻合。MIDCAB 和常规冠脉搭桥相比，总体主要不良心脏事件（MACE）或主要不良心脑血管事件（MACCE）、中期生存率均没有显著差异。尽管 MIDCAB 是所有微创 CABG 手术中技术最不复杂的一种，但仍不应低估技术挑战和学习曲线。

胸腔镜辅助 MIDCAB 和胸腔镜下冠状动脉搭桥（endo-ACAB）。在部分微创冠状动脉搭桥手术中，手术操作在胸腔镜视频指导下进行。大多数情况下，腔镜视频辅助仅用于乳内动脉（IMA）采集和目标血管的定位。手术中患者处于仰卧位，通常使左肺不通气，在患者的左胸做胸腔镜镜孔和操作孔两个小切口。IMA 是在胸腔镜下采集的。桥血管与冠状动脉的吻合通常是在直视下通过微创切口在跳动的心脏上进行的，冠脉固定器固定局部目标血管。在我们看来，胸腔镜视频辅助 MIDCAB 手术是微创 CABG 发展过程中重要且必要的一步，因为它显著增强了移植物获取过程中的可视化，更好地定位了目标血管。从手术医生角度来看，胸腔镜手术也比通过小切口开胸直接直视更具吸引力。

在微创心脏手术的早期阶段，小切口体外循环辅助下冠状动脉旁路移植术很受欢迎，与不跳动搭桥手术相比，可以成功吻合更多的桥血管，但总体中风率略高。此外，微创体外循环手术耗材的成本也是一个问题。随着不停跳冠状动脉搭桥手术的技术日益完善，MIDCAB 或 MICSCABG 成为许多微创外科医生的首选方法。

机器人辅助微创冠状动脉搭桥术 [RACAB, Robotically assisted direct coronary artery bypass（RADCAB），Robotically assisted MIDCAB]。在这种微创冠状动脉搭桥手术中，利用机器人技术获取左侧乳内动脉。冠状动脉、桥血管吻合通过 MIDCAB 中描述的左侧小开胸术进行。机器人辅助为微创 CABG 手术增加了更好的可视化、更好的相机控制、3D 视觉、放大和更好的手术灵活性。这使得乳内动脉（IMA）获取过程更加舒适。两项研究发现 LIMA 和 RIMA 的收获时间完全相同，这一事实也强调了更舒适的双侧 IMA 收获。这种手术比完全内窥镜手术更容易被接受，因为通过微创切口的冠脉桥血管吻合过程更直接，可以使用传统的手术器械进行。

视频辅助全内镜下 CABG（TECAB）。完全内镜手术都是通过操作孔进行，没有辅助切口。主动脉腔内球囊阻断方法是 TECAB 的安全保障，完全内镜下缝合冠状动脉和桥血管是还没有突破的技术难点。机器人 TECAB 是最复杂的，技术要求最高。然而，从纯粹的手术侵入性角度来看，它是冠状动脉手术过程中组织创伤最小的。机器人硬件的较大投资，外科医生及其团队的长期培训，以及对复杂技术的强烈依赖和外科团队所有成员的相互依赖仍然是一个困扰心脏外科的问题。

大血管疾病

大血管疾病主要包括主动脉夹层及动脉瘤，手术复杂、风险较大、微创术式发展相对缓慢。个别中心曾有胸骨上段小切口行主动脉根部替换的报道，但并未得到广泛应用。目前在大血管疾病中主要采用的微创治疗方法是 1990 年左右出现的腔内隔绝技术。通过植入支架型人工血管，隔绝瘤体的血管，防止动脉瘤进一步扩张。目前在胸腹主动脉瘤、B 型动脉夹层的治疗中腔内隔绝技术已得到广泛使用，与手术相比，其操作相对简单、创伤小、围术期死亡率及并发症率明显较低。随着植入材料和输送装置的改善、影像技术的提高及介入技术的进步，腔内隔绝术将会有更广阔的前景。

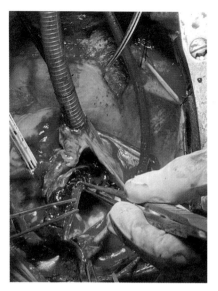
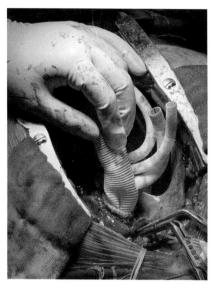

主动脉夹层。主动脉"分层"了，两层之间是血块

主动脉夹层行人工血管置换

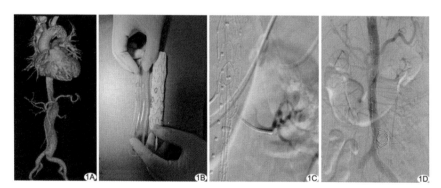

胸主动脉腔内修复术治疗 Stanford B 型主动脉夹层

  在医疗微创化发展的大环境下，心外科手术也不可避免顺应这一趋势。各种介入技术的出现和微创术式的出现，使得很多患者可以不需正中开胸或体外循环就可以根治疾患。但是，医疗机构仍需避免陷入"为了微创而微创"的误区，应始终将手术效果和患者预后放在最重要的位置。

词汇表

消融	治疗心律失常的手术。将导管放置在心脏内,使用能量产生瘢痕来治疗心律失常
急性心肌梗死	心脏肌肉缺血梗死
房颤	心房不规则快速跳动,比心室跳动快得多,会使患者面临中风的风险
心绞痛	心脏无法获得充足的血液时会出现胸前的疼痛不适,是动脉粥样硬化在心脏的症状
血管造影	患者接受造影剂注射,勾勒出血管轮廓,可以看到动脉血管图像
主动脉	身体的主要血管,从心脏连接至外周血管
主动脉瓣	心脏左心室和主动脉之间的瓣膜,正常的主动脉瓣有3个小叶,有些人只有2叶的主动脉瓣,甚至只有1个瓣叶
心律失常	心跳不稳定或者心跳的节奏速率有问题。心跳可能出现太快、太慢或者不规则
动脉粥样硬化	动脉壁内斑块堆积,会阻碍血液流动
房间隔缺损	房间隔缺损是指心脏2个腔(心房)之间的孔,通常是在出生时就存在的
心房	心脏的2个腔室,血液从心房流入心室。右心房接受来于外周静脉的乏氧血液,左心房接受从肺静脉来的含氧血液
瓣膜球囊扩张术	针对狭窄瓣膜的修复术,将一根尖端带有气囊的导管通过有狭窄的瓣膜,气囊充气打开瓣膜
冠脉搭桥手术	冠状动脉旁路移植术,在心脏表面"架桥"
心脏停搏	心脏泵血突然停止
心肌病	导致心肌变化的疾病,可导致心力衰竭、心律失常等
心脏复律	对心脏电击除颤以恢复正常心律

心脏康复	心脏康复是一项医学监督计划，可以减少心脏病发作、改善心力衰竭，保持心脏手术后的心血管健康
心力衰竭	心脏无法正常泵血，导致心脏和肺部积液
血脂	存在于血液中油脂，身体需要胆固醇来构建细胞，高脂血症可能导致罹患心脏病
先天性心脏病	出生时就存在心脏结构问题
深静脉血栓	血凝块在身体深部的静脉中形成，通常在腿部
除颤器	识别异常心律，对心脏施加电击恢复正常心律
超声心动图	使用声波来评估心脏的腔室大小和瓣膜是否正常工作
心电图	使用放置在皮肤上的电极来记录心脏的电活动
心内膜炎	心脏瓣膜的细菌、真菌感染
纤颤	纤颤是心脏腔室的肌肉快速不规则不协调的收缩
HDL-C	高密度脂蛋白，"好"的胆固醇
HF，心力衰竭	心脏无法泵出足够多的血液来满足身体需要
HFpEF	射血分数保留的心力衰竭，是指射血分数正常（>50%）的心力衰竭
HFrEF	射血分数降低的心力衰竭，射血分数降低，心肌无法有效收缩
ICD	植入式心律转复除颤器，植入人体内，可以识别纠正某些危及生命的心律失常的装置
LDL-C	低密度脂蛋白胆固醇，"坏"胆固醇
LVAD	左心室辅助装置，放置在体内或者体外的机械装置，可以辅助心将血液泵出心脏
二尖瓣	左侧心房和心室之间的瓣膜，具有两个叶
起搏器	帮助心脏维持正常节律的装置

PAD	外周动脉病变
心悸	心脏不规则和（或）快速跳动的不舒服的感觉
PCI	一种经皮冠状动脉介入手术，可以放置冠脉支架来解决冠脉狭窄和阻塞
PCSK9 抑制剂	一类可以降低低密度脂蛋白胆固醇的新型药物
二尖瓣脱垂	心脏收缩时，二尖瓣瓣膜关不住，脱入左心房（向左房侧膨出）
肺栓塞	通常是腿部静脉里的血栓向肺部脱落，肺动脉一部分栓塞
TAVR	经导管主动脉瓣置换术，是指通过心导管置入主动脉瓣的手术
TEE	经过食管，通过超声波获得心腔、瓣膜和周围结构的图像
TMVR	经导管的二尖瓣置换术，是指通过心脏导管来置换二尖瓣
瓣膜	心脏存在 4 个阀门，称为"瓣膜"，只能单向的泵送血液，防止倒流
VSD	室间隔缺损，是指左右心室间上的孔，是最常见的先天性心脏病类型